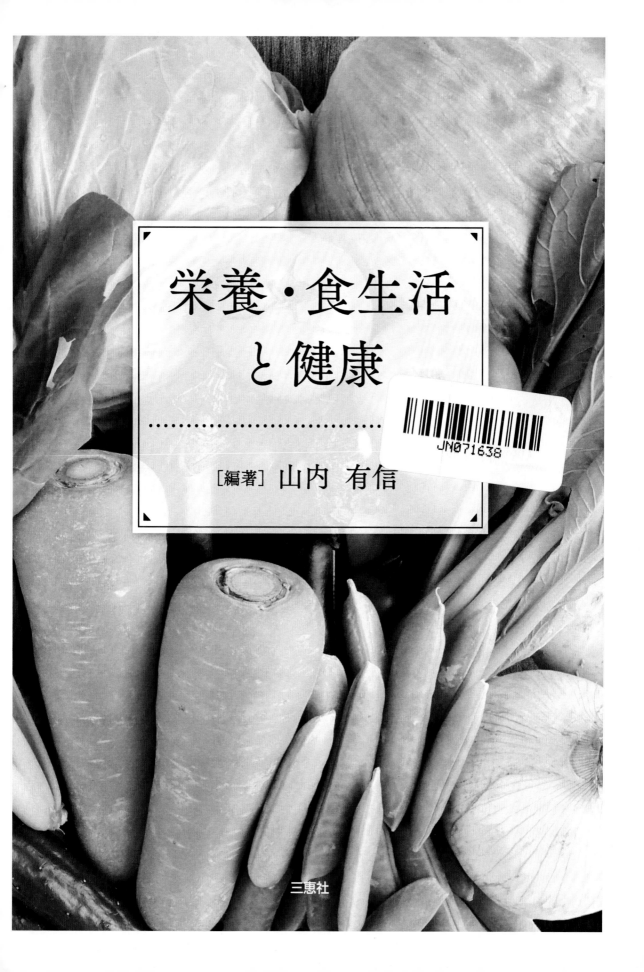

栄養・食生活と健康

［編著］山内 有信

三恵社

前書き

　現在の日本は急速に高齢化が進み，1950年では，65歳以上高齢者1人を14〜64歳の実働年齢者約12人で支える"胴上げ型"であったのが，2005年には実働年齢約3人で65歳以上高齢者1人を支える"騎馬戦型"となり，さらに2050年には実働年齢約1.3人で65歳以上高齢者1人を支える"肩車型"になることが予測されています。その一方で，国民の医療・介護保障に要する費用は年々高まっており，国民の生活経済を圧迫しつつあることも考慮すると，できるだけ健康寿命を延伸し，要介護期間短縮することが望まれ，平成25年に第4次国民健康づくり対策として「二十一世紀における第二次国民健康づくり運動（健康日本21（第二次））」が打ち出されました。

　この超高齢社会を見据えた健康寿命の延伸を目標とするとき，生活習慣病利患者の増加そのものを止める"第一次予防"に重点を置かないことはもちろんのことですが，同時に今後高齢者が急増する中，施設の収容人数にも限界があるだけでなく，広島市における高齢者調査（「広島市高齢者施策推進プラン（平成27年度〜平成29年度）」）によると，"要支援・要介護認定を受けている高齢者"の69.5%，"認定を受けていない高齢者"の66.4%が「できる限り在宅で暮らしたい」と在宅での老後を希望している現実も示されています。したがって，高齢者が在宅のまま生活の質（QOL：Quality of Life）を維持して生活できる期間を長くすることが求められるとともに，高齢者の尊厳の保持と自立生活の支援を目的として，可能な限り住み慣れた地域で，自分らしい暮らしを人生の最期まで続けることために，住まい・医療・介護・予防・生活支援を一体的に提供する地域の包括的な支援・サービス提供体制（地域包括ケアシステム）の構築の推進も進められています。とくに，医療と介護の連携については，「疾病を抱えても，自宅等の住み慣れた生活の場で療養し，自分らしい生活を続けられるためには，地域における医療・介護の関係機関が連携して，包括的かつ継続的な在宅医療・介護の提供を行うことが必要である」としています。この関係機関の連携は，言い換えれば関係専門職域の連携，いわゆる多職種（他職種）連携が重要なポイントとなります。

　栄養・食生活は，多くの生活習慣病との関連が深いだけでなく，介護予防の点でも密接な関連がある。また，生活の質との関連も深いことから，健康・栄養状態の改善を図るとともに，人々が良好な食生活を実現するための個人の行動変容及びそれを支援する環境の確保が必要です。したがって，栄養・食生活の側面からみての多職種（他職種）に関わる専門職域としては，医師と管理栄養士・栄養士の連携は当然のことながら，看護師，薬剤師，理学療法士，作業療法士，言語聴覚士，歯科医師，歯科衛生士，介護福祉士，臨床心理士等いわゆるコ・メディカルとくくられる職域すべての連携が必要となります。

　そこで，本書は，管理栄養士・栄養士養成施設の学生にとっては，基礎栄養学や応用栄養学，臨床栄養学，公衆栄養学等のサブテキストを目的とし，そのほかの職域を目指す学生にも地域包括ケアを担う人材として，管理栄養士・栄養士と少しでも連携が取れるような視点を持っていただくことを目的として作成しました。

　なお，本書は著者一人で作成した関係により，誤植等の見落としもありご迷惑をおかけするかもしれませんが，上記の目的をご理解いただければと存じます。

2017年 3月

山内　有信

もくじ

Ⅰ. 栄養と健康を学ぶ前の基礎知識 ……………………………………………………………1

　1．健康とは ……………………………………………………………………………………1

　2．体力とは ……………………………………………………………………………………1

　3．栄養と栄養素 ………………………………………………………………………………2

　4．食品と料理および食事 ……………………………………………………………………4

　5．疾病構造の変化と高齢化問題 ……………………………………………………………6

　　1）疾病構造の変化 …………………………………………………………………………6

　　2）高齢化問題 ………………………………………………………………………………6

Ⅱ. 三大栄養素 ……………………………………………………………………………………9

　1．三大栄養素とは ……………………………………………………………………………9

　2．糖質 …………………………………………………………………………………………9

　1）糖質とは ……………………………………………………………………………………9

　2）糖質の消化 …………………………………………………………………………………9

　3）糖質の体内動態 …………………………………………………………………………10

　4）糖質代謝 …………………………………………………………………………………11

　　(1)　エネルギー利用 ……………………………………………………………………11

　　(2)　ペントースリン酸回路 ……………………………………………………………12

　　(3)　糖新生 ………………………………………………………………………………13

　3．脂質 ………………………………………………………………………………………14

　1）脂質の基礎 ………………………………………………………………………………14

　2）脂肪酸の種類 ……………………………………………………………………………14

　　(1)　炭素の鎖長による分類 ……………………………………………………………14

　　(2)　二重結合の数と配置 ………………………………………………………………14

　　(3)　二重結合の位置 ……………………………………………………………………15

　　(4)　脂肪酸の性質 ………………………………………………………………………16

　　(5)　必須脂肪酸 …………………………………………………………………………16

　3）脂質の消化・吸収 ………………………………………………………………………16

　　(1)　中性脂肪の消化・吸収 ……………………………………………………………16

　　(2)　コレステロールの消化・吸収 ……………………………………………………17

　4）脂質の体内輸送と利用 …………………………………………………………………17

　　(1)　リポたんぱく質 ……………………………………………………………………17

　　(2)　中性脂肪のエネルギー利用 ………………………………………………………19

　　(3)　n-3系およびn-6系列脂肪酸と生理活性物質 ……………………………………20

　4．たんぱく質 ………………………………………………………………………………22

　1）たんぱく質の基礎 ………………………………………………………………………22

　2）たんぱく質の構成とアミノ酸 …………………………………………………………22

　3）たんぱく質の消化・吸収 ………………………………………………………………23

  4）たんぱく質・アミノ酸代謝 ……………………………………………………24
   (1) アミノ酸プール ……………………………………………………………24
   (2) アミノ酸の代謝 ……………………………………………………………25
   (3) α-ケト酸代謝とアミノ酸グループ ………………………………………26
   (4) 尿素の合成（オルニチン回路）………………………………………26
   (5) その他アミノ酸代謝の例（フェニルアラニン代謝を代表として）……27
  5）たんぱく質の働き …………………………………………………………27
   (1) 免疫反応関連 ………………………………………………………………28
   (2) 体液の浸透圧調節 …………………………………………………………28
   (3) 酸塩基平衡の調節（緩衝作用）…………………………………………28
  6）たんぱく質の栄養価 ………………………………………………………29
   (1) 生物学的評価 ………………………………………………………………29
   (2) 化学的評価 …………………………………………………………………29
   (3) アミノ酸補足効果とアミノ酸インバランス ……………………………30
Ⅲ. 保全素 ………………………………………………………………………………31
 1．保全素とは ………………………………………………………………………31
 2．ビタミン …………………………………………………………………………31
  1）ビタミンの基礎 ……………………………………………………………31
   (1) ビタミン研究の始まりと定義 ……………………………………………31
   (2) ビタミンの分類 ……………………………………………………………31
  2）脂溶性ビタミンと健康 ……………………………………………………32
   (1) ビタミン A …………………………………………………………………32
   (2) ビタミン D …………………………………………………………………33
   (3) ビタミン E …………………………………………………………………34
   (4) ビタミン K …………………………………………………………………34
  3）水溶性ビタミンと健康 ……………………………………………………34
   (1) ビタミン B1 …………………………………………………………………34
   (2) ビタミン B2 …………………………………………………………………35
   (3) ナイアシン …………………………………………………………………36
   (4) その他のビタミン B 群 …………………………………………………36
   (5) ビタミン C …………………………………………………………………36
 3．ミネラル …………………………………………………………………………37
  1）ミネラルの基礎 ……………………………………………………………37
  2）主な主要ミネラルの働き …………………………………………………38
   (1) カルシウム …………………………………………………………………38
   (2) ナトリウムとカリウム ……………………………………………………41
   (3) 鉄 ……………………………………………………………………………42
   (4) 亜鉛 …………………………………………………………………………43
Ⅳ. エネルギー …………………………………………………………………………44
 1．エネルギーとは …………………………………………………………………44

　　2．エネルギーの共通通貨（細胞レベルでのエネルギー利用）…………………44
　　3．エネルギー代謝…………………………………………………………………………44
　　1）基礎代謝……………………………………………………………………………44
　　2）食事誘発性体熱産生………………………………………………………………45
　　3）エネルギー消費量の測定…………………………………………………………45
　　4）簡易的なエネルギー消費量の推定………………………………………………47

V．水……………………………………………………………………………………………51
　　1．体内水分の分布…………………………………………………………………………51
　　2．水の働き…………………………………………………………………………………51
　　3．水分出納と水分バランスの調節………………………………………………………52
　　4．脱水症……………………………………………………………………………………53
　　5．体温調節と水分摂取……………………………………………………………………53

VI．食生活と健康……………………………………………………………………………55
　　1．予防医学…………………………………………………………………………………55
　　2．生活習慣病の予防………………………………………………………………………56
　　1）循環器疾患と脂質摂取……………………………………………………………56
　　2）食習慣の改善の意識付け…………………………………………………………58
　　3）肥満と疾病…………………………………………………………………………59
　　　（1）肥満の問題と肥満判定………………………………………………………59
　　　（2）メタボリックシンドローム…………………………………………………61
　　　（3）肥満予防・解消のための減量………………………………………………62

VII．栄養ケア・マネジメント……………………………………………………………65
　　1．なぜ栄養ケア・マネジメントについて学ぶのか……………………………………65
　　2．栄養ケア・マネジメントの概念………………………………………………………65
　　1）栄養ケア・マネジメントの目的…………………………………………………65
　　2）栄養ケア・マネジメント概略……………………………………………………66
　　3）栄養ケア計画の立案………………………………………………………………67
　　4）栄養ケア計画の実施………………………………………………………………67
　　　（1）目標……………………………………………………………………………67
　　　（2）栄養補給法の選択……………………………………………………………68
　　　（3）栄養教育および多職種連携…………………………………………………68
　　　（4）モニタリング・評価および経過記録………………………………………69

VIII．栄養評価（栄養アセスメント）……………………………………………………70
　　1．栄養アセスメントの前に（栄養スクリーニング）…………………………………70
　　2．栄養アセスメントの概要………………………………………………………………71
　　1）栄養アセスメントの意義と目的…………………………………………………71
　　2）栄養アセスメントの種類（大分類）……………………………………………72
　　3）栄養アセスメントの種類（実施分類）…………………………………………73
　　　（1）臨床審査………………………………………………………………………73
　　　（2）臨床検査………………………………………………………………………73

　　　（3）　身体計測 ……………………………………………………………75

　　　（4）　栄養・食事調査 ……………………………………………………77

Ⅸ. 食事摂取基準の概要 ……………………………………………………………78

　1．「日本人の食事摂取基準」と「食事バランスガイド」…………………78

　2．「日本人の食事摂取基準」の歴史 ………………………………………78

　3．「日本人の食事摂取基準」の意義・目的 ………………………………79

　4．策定の対象と摂取源 ………………………………………………………80

　5．指標の総論 …………………………………………………………………81

　1）「1日あたり」と「習慣的な摂取量」および目的別指標の総論 ………81

　2）「摂取不足による健康障害からの回避」…………………………………81

　　　（1）　基本的な考え方 …………………………………………………81

　　　（2）　推定平均必要量 …………………………………………………82

　　　（3）　推奨量 ……………………………………………………………82

　　　（4）　目安量 ……………………………………………………………82

　3）「過剰摂取による健康障害からの回避」…………………………………83

　4）「生活習慣病の一次予防」…………………………………………………84

　6．エネルギー摂取基準 ………………………………………………………85

　1）エネルギーの指標 …………………………………………………………85

　2）エネルギー必要量の考え方 ………………………………………………85

　3）エネルギー指標と体重管理 ………………………………………………86

　4）推定エネルギー必要量の計算 ……………………………………………87

Ⅹ. 食事療法と栄養補給 ……………………………………………………………89

　1．治療食についての基本的理解 ……………………………………………89

　2．治療食・栄養補給法の概略 ………………………………………………90

　　　（1）　経管栄養法の種類 ………………………………………………91

　　　（2）　経腸栄養法 ………………………………………………………91

　　　（3）　経静脈栄養法 ……………………………………………………93

　4）たんぱく質量を変える治療食 ……………………………………………93

　5）エネルギー制限 ……………………………………………………………94

Ⅺ. ライフステージ別の食生活 ……………………………………………………98

　1．なぜライフステージ別に栄養素摂取だけでなく食生活を考えるのか …98

　2．妊娠期 ………………………………………………………………………98

　3．思春期 ………………………………………………………………………100

　1）摂食障害 ……………………………………………………………………100

　2）若年女性における食習慣と体調不良の関係 ……………………………101

　4．高齢期 ………………………………………………………………………103

　1）高齢化と低栄養の問題 ……………………………………………………103

　2）個人差への配慮（咀嚼・嚥下）…………………………………………107

Ⅰ. 栄養と健康を学ぶ前の基礎知識

1. 健康とは

　"健康"という言葉は，日常的によく使われる言葉であるが，使う人によってその内容や度合いが異なる。

　WHO（世界保健機関）の保健憲章前文では，健康を"Health is a state of complete physical, mental and social well-being and not merely the absence of disease or infirmity.（健康とは，病気ではないとか，弱っていないということではなく，肉体的にも，精神的にも，そして社会的にも，すべてが 満たされた状態にあることをいいます）"（日本 WHO 協会訳）と定義している。多くの人の場合，単に"健康"について問われた場合，この定義の前半部分である「病気ではないとか，弱っていないということではなく，肉体的にも」の部分と解釈して答えるであろうし，場合によっては「精神的にも」の箇所まで範囲を広げることもあろう。しかし，実際には，「肉体的」や「精神的」だけでなく「社会的」な状態までを指している。

　また，「全てが満たされた状態」とされているが，この水準は具体的には示されておらず，自覚症状や臨床検査値において異常のない状態でもって判断するか，個人の主観によるところが大きい。また，肉体的な面に限っても，時間や日，季節変動等の影響もあって健康状態は固定されずに変動するものである。さらに，身体的な障害を持つ人にとって"健康"はあり得ないことなのかという疑問も生じる。

　国や集団における健康状態の重要な指標として"平均寿命"や"死亡率"がある。しかし，生活習慣病の増加といった健康問題を抱えながら日常生活を過ごしている人もいることから，これらの指標でその国や集団の健康のすべてを表しているとは限らない。また，後に記すように日本は超高齢化社会を迎えており，要介護状態にある高齢者も増加していることから，近年では"健康寿命"といった指標も用いられている。さらに，身体的には何の異常もないとしても，精神的にイライラしたり落ち込んだりするなど，精神的あるいは社会的に健康とは言えないことも多くなっている。

　これらのことから，現実的に"健康"を解釈するのであれば，とは「様々な環境の変化に対して十分に対応できる状態」といえる。

2. 体力とは

　"体力"という言葉は，"健康"と同じように，ごく普通によく使われる言葉であり，通常"体力"を身体的要素として捉えられているが，実際には精神的要素としての体力もある。また，一般的に"体力"とは「活動（行動）」として捉えられるが，実際には「防衛（地力）」のような体力もある。

　図 1-1 は，"体力"を「身体的要素」と「精神的要素」に分け，さらに「行動体力」と「防衛体力」に分けて示している。なお，ここでいう「行動体力」とは，身体を使って能動的に外部に働きかける活動力であり，「防衛体力」とは，外部環境の変化やストレスに対して，内部環境を一定に保つ能力（恒常性：ホメオスタシス）である。

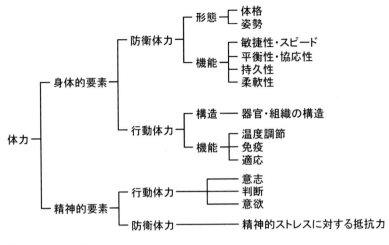

図 1-1. 体力分類

（朝山正巳 他，イラスト 運動生理学，東京教学社 より参照作成）

3．栄養と栄養素

　たとえば，ニンジン嫌いの子どもに"ニンジンには栄養があるからちゃんと食べなさい"とか，病気がちな人に"何でも食べて，ちゃんと栄養を摂らなきゃ"というシーンが思い出されるのではないかと思われるが，本当に食べ物（食品）に"栄養"があるのだろうか。実は，結論から記すと，食品に"栄養"はない。その理由は，"栄養の定義"にある。学問上，"栄養"とは，「外界から必要な物質を取り込み（摂取・消化・吸収），エネルギー産生や体構成成分の合成などあらゆる生命活動を営む一連の活動」と定義されている。したがって，食品がヒトのためにエネルギー産生や体構成成分の合成のための化学反応を行うのではなく，それ以前に摂取・消化・吸収はヒト自身が行っていることを考えると，"食品には栄養はない"という結論に導かれる。それでは，食品には何が含まれているのか。それは，栄養の素となる"栄養素"を持っていると学問上の説明となる。つまり，ヒトはこの"栄養素"を含む食品を摂取・消化・吸収し，それを体内で利用（体構成成分の合成，エネルギー産生など）しているのである。

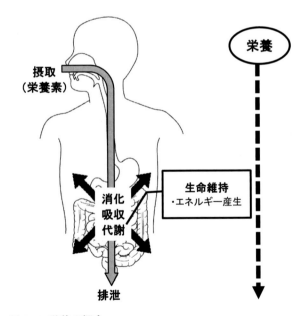

図 1-2. 栄養の概念

　先に記したように，食品中に含まれる必要な物質は，栄養の素になることから"栄養素"とよば

れ，その化学的性質によって，糖質，たんぱく質，脂質，ビタミン，ミネラルに分類（五大栄養素）される。これらの栄養素は，人体でいろいろな作用を有しているが，栄養素の作

表1-1　栄養素の作用

作用	栄養素
①エネルギー源になる	糖質，脂質，たんぱく質
②体の構成成分になる	たんぱく質，脂質，ミネラル
③体の機能調整を行う	ビタミン，ミネラル，たんぱく質，脂質

用を大きく分けると，表 1-1 のようになる。また，これらの五大栄養素は，その作用によって表 1-2 のように三大栄養素と保全素に分類できる。

表1-2　五大栄養素の分類と作用

	分類	栄養素	作用
五大栄養素	エネルギー源（熱量素）三大栄養素	糖質	主にエネルギーとなる。
		脂質	主にエネルギー，体構成成分となる。
		たんぱく質	主に体構成成分となる。また，エネルギーにもなる
	保全素	ミネラル	主に体の機能調節に関わる。体構成成分になるものもある。
		ビタミン	主に体の機能調節に関わる。

　人体は，表 1-3 に示すような各種の元素から構成されている。人体構成元素の中で，酸素（O），炭素（C），水素（H），窒素（N），硫黄（S）などは，人体の水分やたんぱく質，糖質などを作っており，カルシウム（Ca），マグネシウム（Mg），リン（P）などは骨格を作る上で重要な成分である。また，ナトリウム（Na），カリウム（K），塩素（Cl）などは，細胞内外の体液中に溶存し，浸透圧調節や pH 調節，神経機能調節など，さまざまな生理作用を営む上で重要な働きをする。

表1-3　人体の構成元素

元素		含有量（%）	元素		含有量（%）
O	（酸素）	65	Cl	（塩素）	0.15
C	（炭素）	18	Mg	（マグネシウム）	0.05
H	（水素）	10	Fe	（鉄）	0.004
N	（窒素）	3	Mn	（マンガン）	0.0003
Ca	（カルシウム）	1.5〜2.2	Cu	（銅）	0.00015
P	（リン）	0.8〜1.2	I	（ヨウ素）	0.00004
K	（カリウム）	0.35	Co	（コバルト）	
S	（硫黄）	0.25	Zn	（亜鉛）	微量
Na	（ナトリウム）	0.15	F	（フッ素）	

　これらの元素による体構成成分組成を栄養素として示すと，図 1-3 のようになる。このように，毎日摂取している栄養素の量は，体構成成分とは著しく異なっている。これは，摂取された栄養素が体内で変化を受けて，体構成成分に作りかえられ，日々利用されているためである。とくに，水分以外で得られる栄養素のうち最も多い糖質は，体内で極めて少ないことは，糖質がエネルギー源として日々消費されていることを示している。なお，脂質が食事からの摂

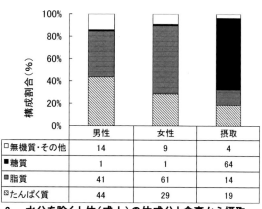

	男性	女性	摂取
□ 無機質・その他	14	9	4
■ 糖質	1	1	64
▨ 脂質	41	61	14
▨ たんぱく質	44	29	19

図1-3.　水分を除く人体（成人）の体成分と食事から摂取される成分の違い

3

取割合に比べて人体で多くなっているのは，体内脂質が，食事から得られる脂質のほかに，体内で糖質などから合成された脂質も含まれるためである。

　糖質以外の体構成成分は，成長とともに蓄積される。そのため，成長期にある子どもの場合には，成長のために体が小さい割には，成人に比べると多量の栄養素が必要となる。また，一度形成された後も，少しずつ常に新しいものと入れ替わっており，成長が完了した成人では動的に平衡が保たれている。これが，糖質以外の栄養素が食事からの摂取割合に比べて多い理由である。このように，毎日摂取される食物中の栄養素は，そのような体成分の補充や成長のために使われている。

　ただし，表1-1や表1-2で示した栄養素の働きは，主要な働きであり，各栄養素は相互に作用しあうため，どの栄養素が欠けても，各栄養素はその働きを発揮することができない。

4．食品と料理および食事

　"食品"は，食品衛生法によって「すべての飲食物をいう」と定義されており，天然物，加工品すべてが含まれる。そして，ヒトは栄養素の集合体である"食品"を組み合わせた"料理"という形式になったものを"食事"として摂取している。

　先に記したように，食品は栄養素の集合体であるが，"三色食品群"として小学校等で学んだように，その成分として有する栄養素の量の点で長所と短所を併せ持っている（表1-4）。したがって，

表 1-4. 三色食品群

群	働き	食品	主な栄養素
赤色	血や肉になる	肉、魚、卵、牛乳・乳製品、大豆など	たんぱく質
黄色	エネルギーになる	米、パン、めん類、イモ類、油、砂糖など	糖質・脂質
緑色	からだの調子を整える	野菜、果物、きのこなど	ミネラル・ビタミン

単一の食品で人間が必要とする栄養素のすべてをバランスよく含み，また健康の定義を同時に満足させるようなものは存在しないため，摂取に際しての食品の選択とその組合せに配慮が必要であり，その配慮をおろそかにすると摂取される栄養素のバランスが崩れ，ひいては，臨床症状あるいは徴候として捉えることのできる生化学的・生理学的・解剖学的な変化が現れる（図1-4）。

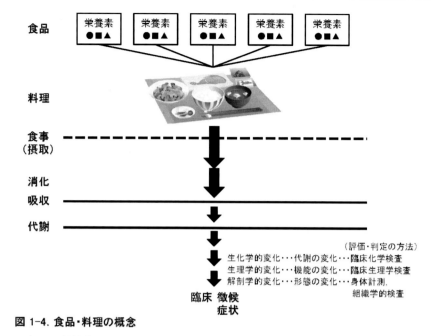

図 1-4. 食品・料理の概念

　しかし，食品は栄養素を供給するだけでなく，そのほかの機能も持っている。その食品の機能をまとめると，図 1-5 のような 3 つの機能となる。

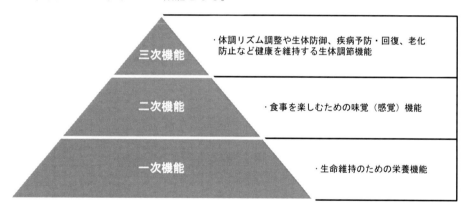

図 1-5. 食品の3つの機能

　一次機能は，栄養素の供給機能であり，エネルギー，体構成成分，体調調節成分などを供給する機能であり，ヒトを含めてあらゆる動物に共通する機能である。しかし，一次機能だけの場合の被摂取物は“食餌”である。

　二次機能は，食品の味や香り，色，歯ざわりなど味覚・臭覚・視覚・触覚など感覚にかかわり，食品の嗜好性などに影響する機能といえる。ヒトの場合は，この機能も食品の機能として捉えることから“食餌”ではなく“食事”と記して区別している。

　そして，三次機能は，栄養素以外の成分として食品に含まれる特定の成分を摂取することにより，生体の恒常性を維持したり，体調機能を回復したりする機能であり，体の神経系，免疫系，循環器系，消化器系，内分泌系，生殖系，骨格系など多くの部位で発揮される機能である。

　近年の健康ブームによって広く流通しているサプリメント等の保健機能性食品（栄養機能食品・

5

特定保健用食品）の多くは健康を維持する機能を強化した食品であり，三次機能を持ち，食品と医薬品の中間的位置付けであり，厚生労働省によって規定されている。この中で，特定保健用食品は，これらの機能が効果的に発揮されるように作られた食品であり，「食生活において特定の保健の目的で摂取するものに対し，その摂取により当該保健の目的が期待できる旨の表示をするもの」と定義されている。なお，2012 年には，特定保健用食品として許可された食品数が 1,000 品目に到達し，「おなかの調子を整える」，「血圧が高めの人に適する」，「血糖値が気になる人に適する」，「コレステロールが高めの人に適する」，「体重が機になる人に適する」，「カルシウムや鉄の吸収性が高い」，「虫歯になりにくい」などの機能でもって販売されている。

5．疾病構造の変化と高齢化問題

1）疾病構造の変化

　栄養素の摂取が不足あるいは過剰といったように適切でないことによって健康を保持できない例が多くみられ，健康を保持するためには，一定の範囲で適切な量の栄養素を摂取する必要がある。栄養素の摂取が不足していると，それに起因する不足症や欠乏症といった健康障害が発生し，過剰に摂取しても過剰症といった問題が引き起こされる。さらに，各種栄養素間の摂取バランスも重要であり，バランスを崩すことによっても健康障害が発生する。とくに，公衆衛生状況の劣悪さに加えて，低栄養のために感染抵抗

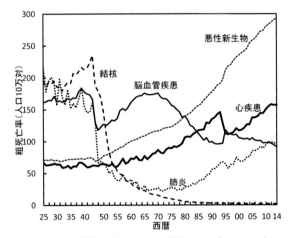

図1-6．主要死因別粗死亡率の年次推移（1925年〜2014年）
（厚生労働省：人口動態統計より）

力も低かったために，第二次世界大戦前後では，肺炎や結核など感染症（うつる病気）による死亡が非常に高値であったが，その後の医療の進歩や公衆衛生状況の改善，そして栄養状態の改善によって急激に低下した一方で，近年では，とくにエネルギーや動物性脂肪の摂取の過剰摂取に伴う代謝異常による心疾患など（つくられる病気）が主要死因を占めるようになっている（図 1-6）。

2）高齢化問題

　現在の日本は急速に高齢化が進み，1950 年では，65 歳以上高齢者 1 人を 14〜64 歳の実働年齢者約 12 人で支える“胴上げ型”から 2005 年には実働年齢約 3 人で 65 歳以上高齢者 1 人を支える“騎馬戦型”となり，2050 年には実働年齢約 1.3 人で 65 歳以上高齢者 1 人を支える“肩車型”になることが予測されている（図 1-7）。

　前項で記したように，現在の我が国における疾病構造は，悪性新生物，心臓病，脳卒中などに代表される生活習慣病が上位を占めている。生活習慣病については後に記すが，その多くは症状が進行すると身体機能不全を伴う慢性的疾患であり，将来的に要介護状態に陥りやすい。したがって，高齢社会となった今日，実働年齢層による医療費や介護保険費などの負担増加が問題となっている。

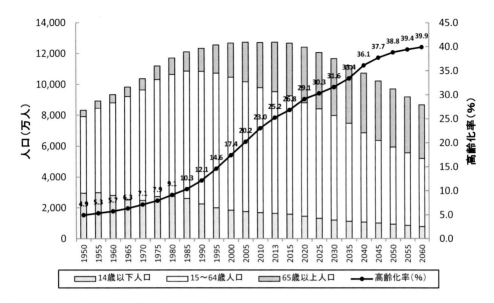

図1-7. 我が国の高齢化の推移と将来推計
（出典）2010年までは国勢調査、2013年は人口推計12月1日確定値、2015年以降は国立社会保障・人口問題研究所「日本の将来推計人口（平成24年1月推計）」の出生中位・死亡中位仮定による推計結果

　その対策として，"健康寿命"の延伸が重要課題となっている。なお，健康寿命とは，「健康上の問題により日常生活が制限されず生活可能な期間」と定義され，平均寿命から要介護期間（自立した生活ができない）を差し引いて算出される（図1-8および表1-5）。この健康寿命の延伸のためには，食事や運動，休養など生活習慣を見直し，その歪みが認められるようであれば，適切な生活習慣に是正する必要がある。

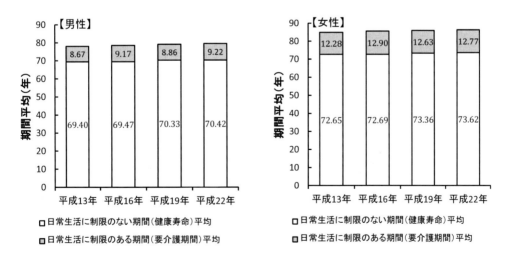

図1-8. 全国の健康寿命年次推移（平成13, 16, 19, 22年）
参考）平成24年度厚生労働科学研究費補助金（循環器疾患・糖尿病等生活習慣病対策総合研究事業）による
　　　「健康寿命における将来予測と生活習慣病対策の費用対効果に関する研究班」，2012年5月公表

表1-5. 平成22年段階での健康寿命の都道府県分布

	男性				女性		
都道府県	日常生活に制限のない期間の平均(年)	日常生活に制限のある期間の平均(年)	平均寿命(年)	都道府県	日常生活に制限のない期間の平均(年)	日常生活に制限のある期間の平均(年)	平均寿命(年)
全国	70.42	9.22	79.64	全国	73.62	12.77	86.39
愛知	71.74	8.04	79.79	静岡	75.32	10.90	86.21
静岡	71.68	8.35	80.03	群馬	75.27	10.61	85.89
千葉	71.62	8.33	79.95	愛知	74.93	11.32	86.25
茨城	71.32	7.82	79.14	栃木	74.86	10.87	85.73
山梨	71.20	8.39	79.58	沖縄	74.86	12.04	86.89
長野	71.17	9.81	80.99	島根	74.64	12.40	87.04
鹿児島	71.14	8.09	79.23	茨城	74.62	11.22	85.84
福井	71.11	9.41	80.52	宮崎	74.62	12.12	86.74
石川	71.10	8.65	79.75	石川	74.54	12.27	86.81
群馬	71.07	8.39	79.46	鹿児島	74.51	11.83	86.34
宮崎	71.06	8.70	79.75	福井	74.49	12.49	86.98
神奈川	70.90	9.46	80.36	山梨	74.47	12.16	86.63
岐阜	70.89	9.11	80.00	神奈川	74.36	12.38	86.74
沖縄	70.81	8.61	79.41	富山	74.36	12.41	86.77
山形	70.78	9.19	79.97	岐阜	74.15	12.16	86.31
栃木	70.73	8.41	79.14	福島	74.09	12.08	86.18
三重	70.73	9.00	79.73	長野	74.00	13.23	87.23
埼玉	70.67	9.04	79.71	秋田	73.99	12.09	86.08
滋賀	70.67	10.01	80.68	愛媛	73.89	12.77	86.65
富山	70.63	9.10	79.73	山形	73.87	12.57	86.43
熊本	70.58	9.75	80.32	熊本	73.84	13.29	87.14
山口	70.47	8.57	79.04	宮城	73.78	12.69	86.47
秋田	70.46	7.79	78.26	新潟	73.77	13.24	87.00
島根	70.45	9.09	79.54	山口	73.71	12.35	86.06
和歌山	70.41	8.65	79.06	佐賀	73.64	12.96	86.61
宮城	70.40	9.34	79.74	三重	73.63	12.52	86.15
京都	70.40	9.89	80.29	千葉	73.53	12.70	86.23
奈良	70.38	9.85	80.23	京都	73.50	13.07	86.58
佐賀	70.34	8.99	79.32	岡山	73.48	13.42	86.90
広島	70.22	9.75	79.97	和歌山	73.41	12.26	85.67
鳥取	70.04	9.05	79.09	青森	73.34	12.11	85.45
北海道	70.03	9.24	79.26	岩手	73.25	12.71	85.95
東京	69.99	9.88	79.88	鳥取	73.24	12.84	86.07
福島	69.97	8.95	78.92	北海道	73.19	13.37	86.57
兵庫	69.95	9.71	79.67	大分	73.19	13.89	87.08
新潟	69.91	9.59	79.50	高知	73.11	13.45	86.56
徳島	69.90	9.56	79.46	兵庫	73.09	13.00	86.09
香川	69.86	9.91	79.78	埼玉	73.07	12.86	85.92
大分	69.85	10.30	80.14	長崎	73.05	13.27	86.33
福岡	69.67	9.69	79.36	奈良	72.93	13.69	86.63
岡山	69.66	10.15	79.80	東京	72.88	13.56	86.43
愛媛	69.63	9.60	79.23	香川	72.76	13.54	86.30
岩手	69.43	9.14	78.57	徳島	72.73	13.54	86.27
大阪	69.39	9.68	79.06	福岡	72.72	13.77	86.49
長崎	69.14	9.75	78.89	大阪	72.55	13.35	85.90
高知	69.12	9.83	78.94	広島	72.49	14.55	87.04
青森	68.95	8.36	77.31	滋賀	72.37	14.38	86.75

参考)平成24年度厚生労働科学研究費補助金(循環器疾患・糖尿病等生活習慣病対策総合研究事業)による
「健康寿命における将来予測と生活習慣病対策の費用対効果に関する研究班」,2012年5月公表

Ⅱ．三大栄養素

1．三大栄養素とは

　食品中に含まれている成分で，体内で利用され，生命維持に必須の成分を"栄養素"という。このうち，糖質・脂質・たんぱく質を"三大栄養素"という。栄養素のなかでもこの3つはとくに摂取量が多く，生命維持活動を支えている。

　三大栄養素の共通した特徴は，生命活動を営む上で必要なエネルギーの源になることであることから，"エネルギー源"，または"熱量素"とも呼ばれる（図2-1）。また，体の組織や体内の環境を調節するための様々な物質などの材料になるなど重要な役割も果たしている。糖質，脂質，たんぱく質は，例えば過剰な糖質は脂肪となって体内に蓄えられ，糖質が不足するとたんぱく質が糖質に変換され，余分なたんぱく質は脂質に変換されるなど，互いに関連しながら変換し合って生命活動が維持できるように調整されている。

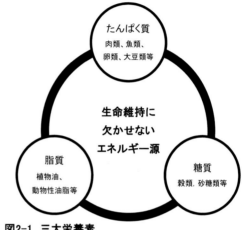

図2-1．三大栄養素

2．糖質

1）糖質とは

　炭水化物のうち，消化管内で消化酵素によって加水分解を受けて吸収される物質，あるいはそのまま吸収を受ける物質を"糖質"といい，消化・吸収を受けない炭水化物を"食物繊維"という（図2-2）。

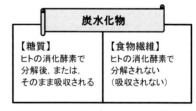

図2-2．糖質の位置づけ

　糖質には，そのまま小腸で吸収を受けるグルコース（ブドウ糖），フルクトース（果糖），ガラクトースなどの単糖類，スクロース（ショ糖），マルトース（麦芽糖），ラクトース（乳糖）など2分子の単糖が結合してできた二糖類，デンプンやグリコーゲンなど，さらに多くの単糖が結合してできた多糖類が存在する。

2）糖質の消化

　糖質は，その最小単位である単糖類まで消化されないと吸収されない。そのため，2分子の単糖で構成される二糖類はもちろんのこと，多糖類は消化酵素によって消化される必要がある。

　図2-3は，糖質の代表としてデンプンの消化・吸収過程を示している。まず，摂取された食物は，口腔で咀嚼されて唾液とよく混合される。この過程で，デンプンは唾液に含まれる加水分解酵素で

ある唾液アミラーゼによって分解され，一部はマルトース(麦芽糖)まで加水分解される。嚥下された後，唾液アミラーゼは胃酸によって失活し，一旦分解はストップする。その後，十二指腸に到達すると，胃酸によって酸性となった内容物が膵液によって中和され，膵液中に含まれる膵アミラーゼの作用によってデキストリンとマルトースに分解される。ここまでの消化過程を"管腔内消化"という。

摂取された食物中のシュクロース（スクロース），マルトース，ラクトースなどの二糖類や，デンプンの消化過程で生成されたマルトースやイソマルトース（グルコースのα−1，6結合によるマルトース）は，小腸粘膜上皮細胞の膜組織からなる微絨毛（刷子縁）に存在する酵素によって加水分解されて単糖類となり，分解と同時に上皮細胞内に吸収される（消化の最終段階と吸収の開始に明確な区切りがない）。この過程を"膜消化"という。吸収された単糖類は，小腸上皮細胞内で毛細血管に入り，門脈を通じて肝臓に送られる。

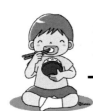

1. 咀嚼によって，小さくする（物理的消化）とともに，唾液中のデンプン分解酵素（アミラーゼ）と混和し，小糖類まで分解される（化学的消化）。
2. 胃液の強い酸で，アミラーゼの活性が失活する。
3. 十二指腸で，膵液によって内容物が中和される。
4. 膵アミラーゼによって，消化が再開され，二糖類である麦芽糖（マルトース）にまで分解される。

［管腔内消化］

5. 小腸の微絨毛に存在するマルターゼなど二糖類分解酵素によって分解されながら吸収さ，毛細血管に入り，門脈を経由して肝臓へ還ばれる。

［膜消化］

図2-2．デンプンの消化・吸収過程

この膜消化に関わる消化酵素として，スクラーゼ（スクロースをグルコースとフルクトースに分解），マルターゼ（マルトースをグルコース2分子に分解），ラクターゼ（ラクトースをグルコースとガラクトースに分解）がある。なお，ラクターゼの活性は，一般に子どものうちは高いが，成長と共に低下する。そのため，子どものときに牛乳を飲んでもなんともなかったのが，大人になって牛乳を飲むとお腹がゴロゴロしたり，ひどい場合には下痢を起こす人もいる。このラクターゼ活性が極端に低下した状態を"乳糖不耐症"というが，これは，ラクターゼ活性の低下によって，乳糖を分解できず，消化不良を起こした状態である。

3）糖質の体内動態

小腸から吸収され，門脈を通じて肝臓に送られたフルクトースとガラクトースは，肝臓内でグルコースに転換される。グルコースは，肝臓より血糖として放出されて血液循環し，全身の各組織においてエネルギー源として利用されるほか，肝臓や筋肉においてグリコーゲンとして一時的に貯蔵される。また，必要以上の糖質は，各組織においてトリグリセリド（中性脂肪）に変換されて，体脂肪や内臓脂肪として蓄積される。

血糖値とは，血液中のグルコース濃度である。血糖値は，組織（とくに脳神経などほとんどグルコースしかエネルギー源として利用できない組織）へのエネルギー源供給の確保のために，ホルモンなどの内分泌系や自律神経系によって厳密に調節されており，健常人で空腹時には 60〜100mg/dL の範囲である。この血糖値は食事摂取によって上昇するが，食後30分〜1時間で最大となり，食後3時間には空腹時レベルに低下する。

血糖値を低下させる作用を持つのは，インスリンのみである。インスリンは，膵臓のランゲルハ

ンス島の β 細胞（B 細胞）から分泌され，肝臓や筋肉に作用して①血中のグルコースを取り込んで②グリコーゲンに変換したり（グリコーゲン合成），③取り込んだグルコースを直接エネルギー代謝に利用するほか，④脂肪細胞に働いて，取り込んだグルコースを材料として脂肪（中性脂肪）の合成を促進して皮下脂肪として貯蔵させることによって，結果として血糖値を低下させている。

　一方，血糖値を上昇させる作用を示すホルモンとしては，一般的にインスリンに相反するものとして，膵臓のランゲルハンス島 α 細胞（A 細胞）から分泌されるグルカゴンが挙げられるが，実際には，表 2-1 に示すように複数存在する。

表2-1　血糖上昇作用を持つホルモン

ホルモン	分泌器官	血糖値への作用機序
グルカゴン	膵臓ランゲルハンス島 α 細胞	肝グリコーゲン分解促進 糖新生促進
糖質コルチコイド （コルチゾール）	副腎皮質	たんぱく質異化亢進（糖新生） 末梢組織の糖利用抑制
アドレナリン	副腎髄質	肝グリコーゲン分解促進 グルカゴン作用の増強
成長ホルモン	脳下垂体前葉	肝グリコーゲン分解促進 末梢組織の糖利用抑制
甲状腺ホルモン	甲状腺	消化管からの糖質吸収促進

　先に記したように，脳はエネルギー源として原則，血糖（グルコース）のみを利用していることから，血糖値が必要以上に低下すると機能を損なう。そこで，血糖値が低い状態（低血糖）の場合，表 2-1 のような内分泌系が作用し，肝臓のグリコーゲンを分解してグルコースに戻し，血糖として放出することで血糖値を上昇させるほか，脂肪から分離したグリセロールや筋たんぱく質を分解して生じたアミノ酸などをグルコースに変換（糖新生）して血糖値を上昇させる。

4）糖質代謝

（1）　エネルギー利用

　糖質の主な代謝で最も基本となるのは，解糖系とクエン酸回路（TCA 回路，クレブス回路），グリコーゲン合成・グリコーゲン分解などであり（図 2-3），1 g あたり約 4 kcal のエネルギーが得られる。

　解糖系は，細胞に取り込まれたグルコース（ブドウ糖）がピルビン酸または乳酸に酸化される過程で，細胞質で行われる。なお，ピルビン酸は，無酸素状態では乳酸となり，有酸素状態では，アセチル CoA となるが，このときには補酵素型ビタミン B1 が必要である。

　また，解糖系によって生じた乳酸は，血液の流れに乗って肝臓に運ばれ，乳酸脱水素酵素によってピルビン酸に変換され，その後糖新生によってグルコースに再生される。この過程を，コリ回路（乳酸回路）という。

　グリコーゲン合成は，肝臓や筋肉において，グルコースなどの単糖類からのグリコーゲンを合成し，貯蔵する過程であり，グリコーゲン分解は，グリコーゲンを分解してグルコースに戻したり，解糖系につなげる過程である。なお，肝臓のグリコーゲンは，活動のためのエネルギー生成として直接解糖系につなげることはできないが，グルコースとして血糖値の維持に役立つ。一方，筋肉のグリコーゲンは，グルコースに変換して血糖値を維持する目的に利用することはできないが，活動のための貯蔵エネルギーとして利用が可能である。

　クエン酸回路は，ミトコンドリアに取り込まれたピルビン酸がアセチル CoA となり，電子伝達系と協働して二酸化炭素と水に完全酸化する過程であり，ここで多くの高エネルギーリン酸化合物が生成される（グルコース 1 分子を利用して，解糖系では 4 個生成するが 2 個消滅し，クエン酸回路では 34 個が生成される）。この高エネルギーリン酸化合物を ATP（アデノシン 3 リン酸）という。

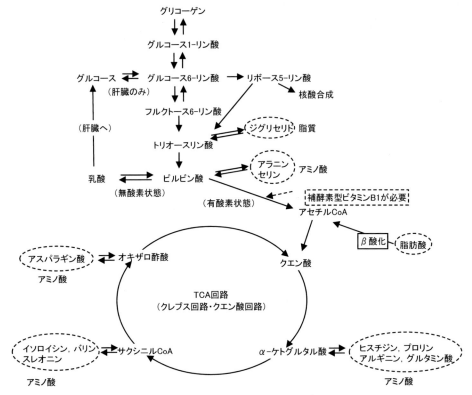

図2-3　糖質（グルコース）を中心とした代謝経路とその産物（一部省略）

　ATP は，アデニン，リボース，3 個のリン酸からなるヌクレオチドであり，とくにリン酸の部分は，エネルギー担体として重要であり，リン酸部が加水分解によって無機リン酸を生ずるときに熱（自由エネルギー）が発生し，これをエネルギーとして利用している（ATP→ADP＋Pi）。

　また，ATP の加水分解によって生じた ADP（アデノシン 2 リン酸）は，ニコチンアミドアデニンジヌクレオチド（NADH）やフラビンアデニンジヌクレオチド（$FADH_2$）によって，ATP の再合成に利用することができる。

(2)　ペントースリン酸回路

　グルコース 1-リン酸からペントースおよび NADPH（還元型ニコチンアミドアデニンジヌクレオチドリン酸）を生成する複雑な反応であり，次のような生理的意義を持つ。

　①　脂肪酸合成などの合成過程に必要な水素供与体となる NADPH の生成を行う。

　②　核酸（ヌクレオチド）生成に必要なペントースの生成。5 分子（5 個）のヘキソース（炭素 6 個×5 分子＝炭素 30 個）から 6 分子（6 個）のペントース（炭素 5 個×6 分子＝炭素 30個）を生成する。

（3） 糖新生

　糖以外のたんぱく質（アミノ酸），脂肪（中性脂肪の分解過程で生じたグリセロールを利用する），乳酸などの有機酸などからグルコースを生成する一連の代謝を糖新生という。

　グルコースは細胞内で解糖系，グリコーゲン合成，TCA 回路，ペントースリン酸回路の４つの基本経路によって代謝されているが，絶食や長時間の筋運動の場合，血中グルコースが不足する。この場合，まず，肝臓のグリコーゲンが分解され，血中に血糖として放出されるが，それでもなおグルコースの需要に追いつかない場合，この糖新生が重要な意味を持つ。

　なお，参考として乳酸処理としての糖新生であるコリ回路とその関連としてのグルコース・アラニン回路の概略を図 2-4 に示す。

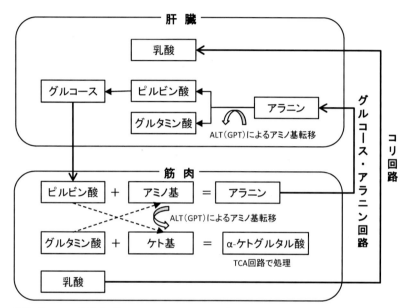

図2-4．コリ回路とグルコースアラニン回路

3．脂質

1）脂質の基礎

　脂質は，生体で体構成成分としてだけでなく，生理活性物質やその前駆体としても重要である。また，エネルギー源ともなり，1 g あたり約 9 kcal のエネルギーとなる。

　日常摂取され，体内で多く存在する脂質は，脂肪酸と三価アルコールであるグリセロールの水酸基に脂肪酸がエステル結合したアシルグリセロール（グリセリド）と呼ばれる（図 2-5）。

　アシルグリセロールには，脂肪酸が 1 分子結合しているモノアシルグリセロール，2 分子の脂肪酸が結合しているジアシルグリセロール，そして 3 分子の脂肪酸が結合しているトリアシルグリセロール（トリグリセリド）がある。この 3 つのうち，トリアシルグリセロールが脂質の中で最も主要なものであり，血液検査等における"中性脂肪"はこれにあたる。

　グリセロールの性質は，結合している脂肪酸の性質に影響を受け，後に記す融点の低い不飽和脂肪酸が結合しているグリセロールが豊富な植物油や魚油は，通常常温で液体もしくは液体に近い形であるが，融点の高い飽和脂肪酸の多いラードなど陸生動物の脂肪は，常温で固形である。

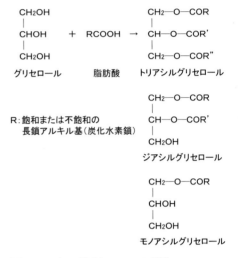

図2-5. アシルグリセロールの構造

2）脂肪酸の種類

　脂肪酸は，中性脂肪などの構成素として結合しており，その構造は，炭素鎖一列に連なったカルボン酸であり，表 2-2 に示すもののほかにも多種類のものがある。

　脂肪酸は，炭素鎖長，二重結合の数や位置，二重結合の立体配置などで分類できる。

(1)　炭素の鎖長による分類

　炭素の鎖長で分類とは，炭素数の長短によるものであり，炭素の数が 2～4 個のものを短鎖脂肪酸，5～12 個のものを中鎖脂肪酸，それ以上の長さのものを長鎖脂肪酸という。

(2)　二重結合の数と配置

　脂肪酸の二重結合のことを不飽和二重結合という。脂肪酸は，図 2-6 に示すように，不飽和二重結合の有無によって，飽和脂肪酸（不飽和二重結合を持たない）と不飽和脂肪酸（不飽和二重結合を持つ）に分類できる。さらに，不飽和脂肪酸のうち，不飽和二重結合が 1 つのものを一価不飽和脂肪酸といい，それ以上のものを多価不飽和脂肪酸（高度不飽和脂肪酸）という。

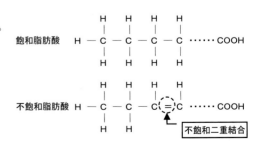

図2-6. 飽和脂肪酸と不飽和脂肪酸

表2-2．代表的な脂肪酸

分類	名称（慣用）	分子式	示性式	炭素数：二重結合数	
飽和	酪酸	$C_4H_8O_2$	$CH_3(CH_2)_2COOH$	4：0	
	カプロン酸	$C_6H_{12}O_2$	$CH_3(CH_2)_4COOH$	6：0	
	カプリル酸	$C_8H_{16}O_2$	$CH_3(CH_2)_6COOH$	8：0	
	カプリン酸	$C_{10}H_{20}O_2$	$CH_3(CH_2)_8COOH$	10：0	
	ラウリン酸	$C_{12}H_{24}O_2$	$CH_3(CH_2)_{10}COOH$	12：0	
	ミリスチン酸	$C_{14}H_{28}O_2$	$CH_3(CH_2)_{12}COOH$	14：0	
	パルミチン酸	$C_{16}H_{32}O_2$	$CH_3(CH_2)_{14}COOH$	16：0	
	ステアリン酸	$C_{18}H_{36}O_2$	$CH_3(CH_2)_{16}COOH$	18：0	
	アラキジン酸	$C_{20}H_{40}O_2$	$CH_3(CH_2)_{18}COOH$	20：0	
	ベヘン酸	$C_{22}H_{44}O_2$	$CH_3(CH_2)_{20}COOH$	22：0	
一価不飽和	ミリストレイン酸	$C_{14}H_{26}O_2$	$CH_3(CH_2)_3CH=CH(CH_2)_7COOH$	14：1	n-5系（Δ9）
	パルミトレイン酸	$C_{16}H_{30}O_2$	$CH_3(CH_2)_5CH=CH(CH_2)_7COOH$	16：1	n-7系（Δ9）
	オレイン酸	$C_{18}H_{34}O_2$	$CH_3(CH_2)_7CH=CH(CH_2)_7COOH$	18：1	n-9系（Δ9）
多価不飽和	リノール酸	$C_{18}H_{32}O_2$	$CH_3(CH_2)_4CH=CHCH_2CH=CH(CH_2)_7COOH$	18：2	n-6系（Δ9, 12）
	α-リノレン酸	$C_{18}H_{30}O_2$	$CH_3CH_2CH=CHCH_2CH=CHCH_2CH=CH(CH_2)_7COOH$	18：3	n-3系（Δ9, 12, 15）
	γ-リノレン酸	$C_{18}H_{30}O_2$	$CH_3(CH_2)_4CH=CHCH_2CH=CHCH_2CH=CH(CH_2)_4COOH$	18：3	n-6系（Δ6, 9, 12）
	アラキドン酸	$C_{20}H_{32}O_2$	$CH_3(CH_2)_4CH=CHCH_2CH=CHCH_2CH=CHCH_2CH=CH(CH_2)_3COOH$	20：4	n-6系（Δ5, 8, 11, 14）
	イコサペンタエン酸	$C_{20}H_{30}O_2$	$CH_3CH_2CH=CHCH_2CH=CHCH_2CH=CHCH_2CH=CHCH_2CH=CH(CH_2)_3COOH$	20：5	n-3系（Δ5, 8, 11, 14）
	ドコサヘキサエン酸	$C_{22}H_{32}O_2$	$CH_3CH_2CH=CHCH_2CH=CHCH_2CH=CHCH_2CH=CHCH_2CH=CHCH_2CH=CH(CH_2)_2COOH$	22：6	n-3系（Δ4, 7, 10, 13, 16, 19）

（3）　二重結合の位置

　不飽和脂肪酸は，二重結合の位置でも分類が可能であり，この分類を代謝系列という。

　脂肪酸には，カルボキシル基（−COOH）とメチル基（CH3−）があり，図2-3に示すように，カルボキシル基の炭素を1番，次が2番，3番と数えることから，炭素数n個の脂肪酸の場合，末端のメチル基の炭素はn番目となる。不飽和脂肪酸の不飽和二重結合の位置は，例えば9番目と10番目の間にあれば"Δ9"のように，この番号で示される。

　また，カルボキシル基の隣にある炭素の位置をα位，次がβ位といい，末端のメチル基の炭素をω位という。そこで，メチル基側から数えて初めての不飽和二重結合の位置を，例えば，メチル基側から3番目ならn-3（ω3）のような炭素番号で示すこともある。なお，この不飽和二重結合の位置は，鎖長延長や二重結合の導入があっても，メチル基末端から初めての不飽和二重結合の位置は変わらないため，n-3（ω3）系列，n-6（ω6）系列というが，脂肪酸の慣用名から，リノレン酸系列，リノール酸系列，オレイン酸系列ともいう。この各系列の生理機能は大きくことなる。

図2-3．リノール酸
リノール酸は，炭素数18，不飽和二重結合数2（Δ9，Δ12）のn-6系（ω6系）脂肪酸

また，不飽和二重結合を持つ脂肪酸は，図2-4に示すように不飽和二重結合に対して同じ側に水素が結合したシス型と反対側（対角）にあるトランス型の立体異性体を生じる。

天然脂肪酸のほとんどはシス型であるが，植物油や魚油からマーガリンやショートニングなどの作成時に不飽和脂肪酸を部分的に水素添加することによって，トランス型脂肪酸が生成される。トランス型の脂肪酸

$$H \quad H$$
$$\mathrm{C}=\mathrm{C}$$
$$CH_3(CH_2)_7 \qquad (CH_2)_7COOH$$
シス型

$$CH_3(CH_2)_7 \qquad H$$
$$\mathrm{C}=\mathrm{C}$$
$$H \qquad (CH_2)_7COOH$$
トランス型

図2-4. 脂肪酸（オレイン酸）の立体異性体

は，対応するシス型脂肪酸に比べて融点が高く，酸化に対する安定性も高くなる。しかし，トランス型脂肪酸は，血中コレステロール（とくにLDL濃度）を上昇させ，動脈硬化や心疾患，脳卒中のリスクを高めるとされている。

（4） 脂肪酸の性質

飽和脂肪酸は，化学的に安定であり，炭素鎖が長いほど融点は高くなることから，長鎖の飽和脂肪酸を多く含む脂質は常温で固形となりやすい。また，ヒトの体脂肪も飽和脂肪酸が多いことから，飽和脂肪酸の過剰摂取は，体内でのコレステロールや中性脂肪合成の材料となるため，肥満，脂質異常症，動脈硬化，ひいては心筋梗塞や脳梗塞の要因となる。

一方，不飽和脂肪酸は，飽和脂肪酸に比べて融点が低いことに加え，不飽和度が上がるほど融点は低くなることから，不飽和脂肪酸を多く含む脂質は常温で液体となりやすい。

不飽和脂肪酸，とくにイコサペンタエン酸（EPA）やドコサヘキサエン酸（DHA）は，脂質異常症や動脈硬化のリスクを低減するとして注目を受けている。しかし，化学的に不安定であり，過酸化されやすいため，ビタミンEなど抗酸化成分の必要量が増大する。

（5） 必須脂肪酸

ある種の脂肪酸欠乏により，種々の健康障害が発生する。不飽和脂肪酸のリノール酸，α-リノレン酸，アラキドン酸がこれに相当する。リノール酸やα-リノレン酸はヒトの体内で生合成ができず，また，アラキドン酸はリノール酸から生成することができるものの，十分な量を生成することができないため，食事から摂取する必要がある。これらの脂肪酸を"必須脂肪酸"という。この必須脂肪酸は，平滑筋の刺激や血圧調節に関与するプロスタグランジンなどの生理活性物質の合成にも利用される。また，イコサペンタエン酸やドコサヘキサエン酸は，同じn-3系脂肪酸であるα-リノレン酸から生成されるが，その生理的効果から最近では必須脂肪酸に数えることもある。

3） 脂質の消化・吸収

（1） 中性脂肪の消化・吸収

図2-5は，中性脂肪の消化・吸収の概略を示している。

中性脂肪の消化は，膵臓から十二指腸に分泌される膵液に含まれるリパーゼによって行われる。胃で消化されないまま酸性の状態にある消化粥

1. 口腔・胃をそのまま通過する。
   （口腔内には脂肪分解酵素はなく，胃液には含まれているが，酸が強いために活性を示さない。）
2. 十二指腸で，胆汁によって乳化され，消化酵素の作用を受けやすくなる。
3. 膵リパーゼによって脂肪酸とモノグリセリドまで分解される。一部は，グリセロールと脂肪酸にまで分解される。
4. グリセロールは水溶性，短鎖および中鎖脂肪酸は，分子が小さいため，毛細血管へ吸収されて門脈を経て肝臓へ。
5. 長鎖脂肪酸およびモノグリセリドは，疎水性であるうえに，分子が大きいため，毛細血管へ吸収できない。そこで，小腸上皮細胞でトリグリセリドに再合成されてアポたんぱく質と結合してリポたんぱく質であるカイロミクロンとなり，リンパ管へ入り，胸管を上行して鎖骨下静脈に分泌される。

図2-5. 脂質の消化・吸収過程

が十二指腸に到達すると，消化管ホルモンであるセクレチンの作用によって，膵臓から消化酵素は少ないものの，重炭酸イオンに富むアルカリ性の膵液分泌が促されて消化粥を中和する。続いて，消化管ホルモンであるコレシストキニン（CCK）の作用により，胆嚢が強く収縮され，胆汁の分泌が促進される。この胆汁に含まれる胆汁酸塩よって，脂肪は乳化されてミセルを形成し，水溶性である消化酵素の作用を受けやすくなる。CCK は，さらに消化酵素に富む膵液の分泌を促し，膵液中のリパーゼによって脂質の大部分がモノグリセリド，一部がグリセロールと脂肪酸に分解される。

　グリセロールは水溶性であり，短鎖脂肪酸や中鎖脂肪酸は，分子が小さいことから胆汁酸塩との結合ミセルとなって，そのまま小腸壁から拡散によって吸収されて門脈を経て肝臓に入る。しかし，長鎖脂肪酸やモノグリセリドは水不溶性であり，分子も大きいために血管には取り込めない。そこで，小腸上皮細胞内でトリグリセリドに再合成され，アポたんぱく質と結合してリポたんぱく質のキロミクロンとしてリンパ管に入り，胸管を上行して鎖骨下静脈に分泌され，大静脈系に入って全身に運ばれる。

（2）　コレステロールの消化・吸収

　コレステロールは，動植物界に広く存在し，エネルギーとしての利用はされないが，細胞膜などの構成成分であるほか，胆汁酸，性腺ホルモンや副腎皮質ホルモンなどのステロイドホルモンの材料，ビタミン D の前駆物質になるなど重要な脂質である。

　食品中のコレステロールは脂肪酸とのエステル型が多いが，これも胆汁酸塩によって可溶化されてミセルとなり，膵液中のコリンエステラーゼの作用によってコレステロールと脂肪酸に分解される。しかし，コレステロールの吸収率は非常に低いことから，血中のコレステロールの大部分は，肝臓で合成された内因性のものである（図 2-6）。この体内でのコレステロール合成に関わる酵素（HMG-CoA 還元酵素）は，血中のコレステロール濃度によってその活性速度が調節を受ける。つまり，少ないながらも吸収されたコレステロール量が多いと，この酵素活性が低下し，肝臓でのコレステロール合成量が低下する。

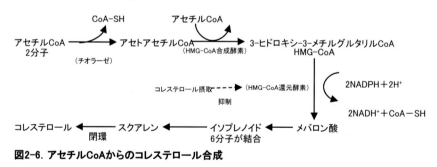

図2-6. アセチルCoAからのコレステロール合成

４）脂質の体内輸送と利用

（1）　リポたんぱく質

脂質は，水不溶性（疎水性）であるため，そのままの状態で血液循環によって輸送することはできない。そこで，たんぱく質（アポリポたんぱく質，またはアポたんぱく質）と結合したリポたんぱく質となって輸送される。

リポたんぱく質の構造イメージは，図 2-7
に示すように，疎水性である中性脂肪やコレ
ステロールを中心に集め，そこに親水基と疎
水基の両方を持つリン脂質の親水基であるリ
ン酸基を外に向けて楔のように打ち込み，親
水性のアポたんぱく質で覆って油滴（ミセル
様構造）を形成して小さな顆粒状としたもの
である。

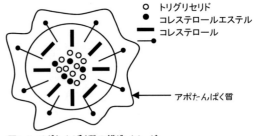

○ トリグリセリド
● コレステロールエステル
━ コレステロール

← アポたんぱく質

図2-7 リポたんぱく質の構造イメージ

リポたんぱく質は，表 2-3 に示すように，比重によってキロミクロン（カイロミクロン：CM），
超低比重リポたんぱく質(VLDL)，中間型比重リポたんぱく質(IDL)，低比重リポたんぱく質(LDL)，
高比重リポたんぱく質（HDL）などに分類される。なお，この比重は，それぞれのリポたんぱく質
を構成している脂質系成分（とくにトリグリセリド）とたんぱく質の構成割合が影響している。

表2-3 リポたんぱく質の種類と組成

		キロミクロン	VLDL	IDL	LDL	HDL
比	重	＜0.96	0.96～1.006	1.006～1.019	1.019～1.063	1.063以上
直	径	800Å以上	300～800	220～300	190～220	70～220
脂質	トリグリセリド	85%	55	24	10	5
	コレステロールエステル	5%	12	33	37	18
	遊離コレステロール	2%	7	13	8	6
	リン脂質	6%	18	12	22	29
た ん ぱ く 質		2%	8	18	23	42

これらリポたんぱく質の体内動態および機能は，図 2-8 のとおりである。

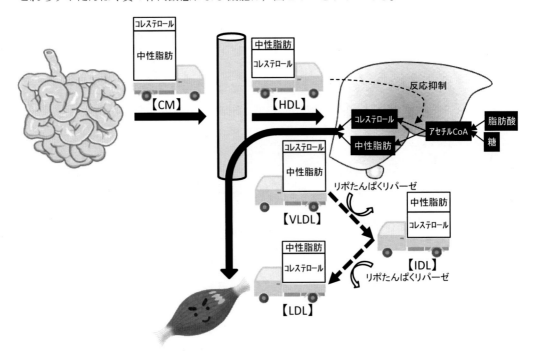

図2-8 リポたんぱく質の体内動態のイメージ

　とくに，LDL は，肝臓で合成されたコレステロールの末梢組織への運搬に関与し，血中の LDL 濃度が高値の場合，動脈硬化や心筋梗塞などの循環器系疾患に罹患しやすくなることから，"悪玉コレステロール" ともよばれる。

　一方，HDL は，末梢組織から肝臓へのコレステロール運搬に関与し，その結果，血中コレステロールの上昇を抑制する。そのため，血中の HDL 濃度が低値の場合，心疾患への罹患率が高くなるといった疫学調査の結果から "善玉コレステロール" ともいわれる。ただし，コレステロールは，ステロイドホルモンの材料や，細胞膜の材料として利用されることも考慮すると，高ければ高いほど良いというものではない。

(2)　中性脂肪のエネルギー利用

　体内に蓄積された中性脂肪は，糖質など摂取が少ないなどエネルギー源が不足した場合の強力なエネルギー源として利用される。脂肪細胞に取り込まれた中性脂肪は，ホルモン感受性リパーゼの作用によって脂肪酸が切り離されて血中に放出されて各組織に運ばれた後，組織に取り込まれてエネルギー利用される（図2-9）。

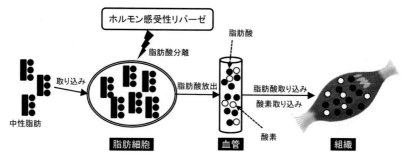

図2-9　中性脂肪のエネルギー利用のための動態

　組織に取り込まれた脂肪酸は，取り込んだ細胞内のミトコンドリアで図 2-10 に示すような β 酸化経路によって分解され，アセチル CoA となり，TCA 回路に入り，最終的には二酸化炭素と水になる。なお，脂肪酸が切り離されたグリセロールはリン酸エステルとなって解糖系に入っていく。

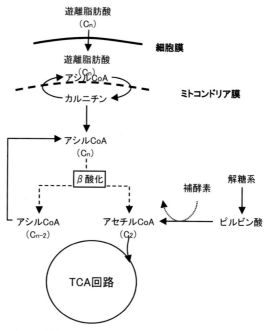

図2-10　β 酸化の一例

(3) n-3系およびn-6系列脂肪酸と生理活性物質

多価不飽和脂肪酸からは，図2-11に示すように，ホルモンとしては位置づけられていないが，生体内の生理的調節に関わるプロスタグランジン（PG），ロイコトリエン（LT），トロンボキサン（TX）など，イコサノイド（エイコサノイド）生理活性物質が生成される。

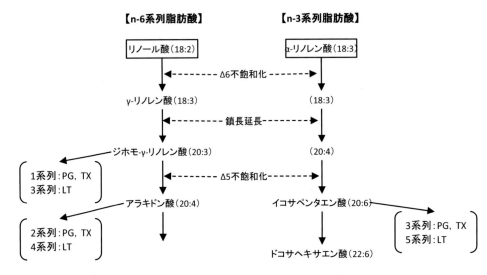

図2-11　イコサノイドの生成

n-6系とn-3系では，それぞれから同じ名称のイコサノイドが生成されるが，その系列が異なり，その働き（作用）も異なり，場合によっては相反する作用を示す。たとえばn-6系列のアラキドン酸由来のイコサノイドは炎症反応で多量に放出されるが，n-3系列のイコサペンタエン酸由来の物質は炎症を抑制する（表2-4）。いずれのイコサノイドもアクセルとブレーキの関係にあって必要であることから，n-6系とn-3系不飽和脂肪酸の摂取のバランスをとることが重要とされ，n-6／n-3比で概ね4〜6程度という目安が示されており，現代の日本人の食事状況から，動脈硬化やアレルギー疾患のためにはn-3系多価不飽和脂肪酸の摂取増量が望ましいとされている。

表2-4　イコサノイドの作用例

n−6系由来		n−3系由来	
種類	作用	種類	作用
プロスタグランジンE$_2$	●IL-1，IL-6の生成亢進 ●リンパ球増殖抑制 ●血小板凝集亢進 ●白血球の誘導と活性化	プロスタグランジンE$_3$	●抗血小板凝集作用 ●ストレス下における免疫能増強作用
トロンボキサンA$_2$	●血小板凝集亢進 ●血管収縮作用	トロンボキサンA$_3$	●血小板凝集作用なし
トロンボキサンB$_2$	●マクロファージ機能抑制 ●網内系機能抑制	トロンボキサンB$_3$	●炎症性サイトカイン生成抑制
ロイコトリエンB$_4$	●局所における 　血管透過性の亢進 ●局所血流の増加 ●TNF－αの生成亢進	ロイコトリエンB$_5$	●リン脂質からの 　アラキドン酸遊離抑制 ●トロンボキサンB$_2$ 　生成阻害

とくに，n-3系列のイコサペンタエン酸やドコサヘキサエン酸を多く含む魚油の摂取は，脂質異

常症，動脈硬化，ひいては心筋梗塞や脳梗塞の予防に有効であるとして積極的な摂取が勧められている。

図 2-12 は，ラットに 3 週間に亘って，魚油（いわし油）をベースとする食餌とラードをベースとする食餌を摂取させて比較した結果であるが，図に示すように，魚油摂取群では，血中中性脂肪および総コレステロールが低値となり，善玉コレステロールとされる HDL 濃度が高いなど，循環器系疾患の予防効果が認められている。

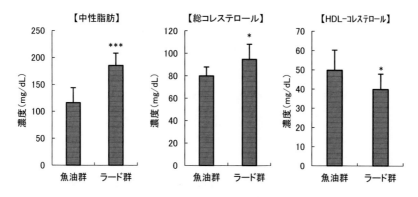

図2-12　ラットにおける魚油摂取とラード摂取による血中資質の違い
データは平均値±標準偏差(n=6)
母平均の差の検定は，一元配置分散分析および対応のないt-検定で行った(*：$p<0.05$, ***：$p<0.001$)。

このように，魚介類摂取によって得られるイコサペンタエン酸やドコサヘキサエン酸などの多価不飽和脂肪酸の摂取によって，血中脂質代謝の改善を期待することができる。実際，図 2-13 に示すように，習慣的に魚介類の取が多いと動脈硬化のなり易さを示す指標としても利用される動脈硬化指数が低いといった報告もある。

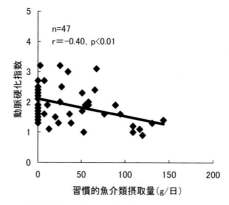

図2-13　習慣的な魚介類摂取量と動脈硬化し数の相関
健康な大学生47名での調査。
習慣的な魚介類摂取量は，食品摂取頻度調査による推定量。
動脈硬化し数＝(総コレステロール濃度－HDL)／HDL
(3.0～4.0＝要注意, 5.0以上＝危険)

4．たんぱく質

1）たんぱく質の基礎

　たんぱく質は，脂肪や糖質のように，炭素，水素および酸素を含んでいるほか，およそ 16%の窒素（たんぱく質換算係数：窒素 1 g≒たんぱく質 6.25 g）を含んでいることで独特なものであり，一部のビタミンが窒素を有するものの，ビタミン自体は体構成成分にならず，蓄積量もたんぱく質に比べて微量であることから，唯一の窒素源といえる。また，この窒素の存在は，たんぱく質が生命を特徴づける何百もの異なる形式を取ることを可能にしている。

　このたんぱく質は，筋肉，臓器，血液などの構成成分であるほか，体内組織の合成や分解を触媒する酵素の本体であり，代謝の調節機能をつかさどるホルモン，病気に対する抵抗力に関わる免疫反応の抗体（IgA，IgG などの免疫グロブリン）などの成分となっている。また体液の浸透圧調節（膠質浸透圧），酸塩基平衡調節，栄養素等の運搬などの働きに加えて，エネルギー源としての利用も可能である（たんぱく質 1 g あたり 4 kcal）。

2）たんぱく質の構成とアミノ酸

　自然界には約 300 種類のアミノ酸（図 2-14）が存在するが，体を構成するたんぱく質を加水分解して得られるアミノ酸は，わずか 20 種類しか存在しない（表 2-5）。この 20 種のアミノ酸が，すべての生命（植物，動物，あるいは微生物）を形成するたんぱく質を構成する最小単位の化合物である。なお，このアミノ酸のうち 9 種類は，体内で合成できないか，合成できても合成速度が遅いため，食物から摂取しなくてはならず，必須アミノ酸と呼ばれている。

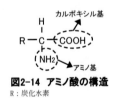

図2-14 アミノ酸の構造
R：炭化水素

表2-5　たんぱく質を構成しているアミノ酸

【脂肪族アミノ酸】	
グリシン(Gly)	アラニン（Ala）
★ ロイシン（Leu）	★ イソロイシン（Ile）
★ バリン（Val）	
【ヒドロキシアミノ酸】	
セリン（Ser）	★ スレオニン（Thr）
【塩基性酸】	
★ リジン（Lys）	アルギニン（Arg）
★ ヒスチジン（His）	
【酸性アミノ酸およびその酸アミド】	
アスパラギン酸（Asp）	アスパラギン（Asn）
グルタミン酸（Glu）	グルタミン（Gln）
【含硫アミノ酸】	
★ メチオニン（Met）	システイン（Cys）
【芳香族アミノ酸】	
★ フェニルアラニン（Phe）	チロシン（Tyr）
★ トリプトファン（Trp）	
【イミノ酸】	
プロリン（Pro）	

★：必須アミノ酸
注）イミノ酸は，正確にはアミノ酸ではないが，通常アミノ酸に含める。

　たんぱく質を構成するアミノ酸は，図 4-3 に示すペプチド結合によってつながっている。

　通常，アミノ酸が 2〜10 個結合したものをオリゴペプチド（小ペプチド）といい，そのうち特にアミノ酸が 2 個結合したものをジペプチド，3 個結合したものをトリペプチドという。また，それ以上結合したものをポリペプチドといい，アミノ酸が数十個以上結合したものをペプトンなどという呼び名を経て，たんぱく質というが，ポリペプチドからたんぱく質の区別に厳密な定義はない。

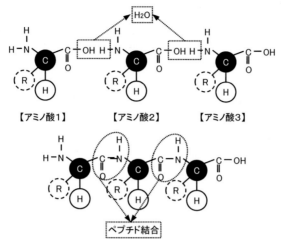

図2-15 アミノ酸の結合（ペプチド結合）

　たんぱく質の構成するアミノ酸の配列順序をたんぱく質の一次構造というが，実際には，二次構造（αヘリックス構造やβシート構造のような，主鎖のらせん・折りたたみ構造），三次構造（側鎖の複雑な結合），四次構造（ユニット形成）といわれる立体的構造を有している。なお，熱，酸，塩基，尿素，光，圧力などの物理的・化学的作用によって，この二次構造や三次構造が壊されることをたんぱく質の変性といい，一次構造が壊されることを分解という。

3）たんぱく質の消化・吸収

　図 2-16 は，たんぱく質の消化の概略を示している。

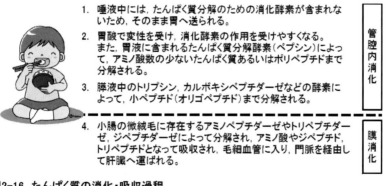

1. 唾液中には，たんぱく質分解のための消化酵素が含まれないため，そのまま胃へ送られる。
2. 胃酸で変性を受け，消化酵素の作用を受けやすくなる。また，胃液に含まれるたんぱく質分解酵素（ペプシン）によって，アミノ酸数の少ないたんぱく質あるいはポリペプチドまで分解される。
3. 膵液中のトリプシン，カルボキシペプチダーゼなどの酵素によって，小ペプチド（オリゴペプチド）まで分解される。

管腔内消化

4. 小腸の微絨毛に存在するアミノペプチダーゼやトリペプチダーゼ，ジペプチダーゼによって分解され，アミノ酸やジペプチド，トリペプチドとなって吸収され，毛細血管に入り，門脈を経由して肝臓へ運ばれる。

膜消化

図2-16　たんぱく質の消化・吸収過程

　唾液中にはたんぱく質を分解する酵素がないため，たんぱく質の消化の第一段階は，胃で行われる。胃粘膜細胞のうちの壁細胞から分泌された胃酸（HCl）によってたんぱく質は変性を受けて消化酵素の作用を受けやすくなる。そして，同じく胃粘膜細胞の主細胞から分泌されたペプシノーゲンが胃酸によって活性をもったペプシンというたんぱく分解酵素に変化し，ペプシンによってペプチド結合が部分的に切断されて，アミノ酸数の少ないたんぱく質（プロテオースやペプトン）やポリペプチドに分解される。

　十二指腸に移行すると内容物は膵液によって中和され，たんぱく質は膵液中のトリプシン，キモトリプシン，カルボキシペプチダーゼなどによるペプチド鎖の切断が進んでオリゴペプチドとなる。さらに，小腸粘膜の膜消化酵素であるアミノペプチダーゼやトリペプチダーゼ，ジペプチダーゼによって分解されてアミノ酸やジペプチド，トリペプチドとなって吸収される。

　小腸粘膜でのアミノ酸の吸収は，ナトリウムイオンが関与した能動輸送によって行われ，ジペプチドやトリペプチドの吸収は，アミノ酸の経路とは異なる水素イオン（プロトン）が関与した能動輸送で吸収される。吸収されたアミノ酸は毛細血管に入り，門脈を経て肝臓に運ばれ，次のようなことに利用される。

①　たんぱく質に再合成され，肝細胞のたんぱく質や血漿たんぱく質となる。なお，血漿たんぱく質の 60% はアルブミンである。

②　アミノ酸の一部は肝臓で分解され，アミノ基は尿素となって腎臓から排泄される。炭素骨格からは糖質またはケトン体が作られる。

③　肝臓から血液中に入ったアミノ酸は，全身の組織に運ばれ，たんぱく質の合成などに利用される。

4）たんぱく質・アミノ酸代謝

(1)　アミノ酸プール

　体重の増加しない状態にあるラットに ^{15}N-Leu を含む食事を 3 日間与え，尿，便，体内の ^{15}N を測定した研究において，体重が変化していないにも関わらず，体内に食事で与えた N の 65% が ^{15}N であった（65% が取り込まれた）との報告がある。この結果によって，たんぱく質代謝は内因性と外因性代謝にはっきり区別される（二元論）のではなく，絶えず合成分解を繰り返す動的状態（代謝回転）にあって機能的に平衡が保たれていることが明らかとなった（動的平衡論）。
そして，血液や肝臓などの組織には，食品たんぱく質の消化・吸収によるアミノ酸と，体組織などを構成していたたんぱく質が分解されて生じたアミノ酸とが混ざり合って存在している状態から，図 2-17 に示すような「アミノ酸プール」といわれる概念が成立した。

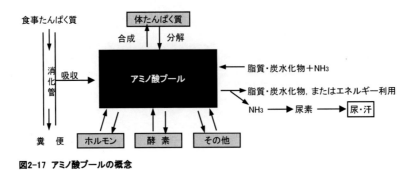

図2-17　アミノ酸プールの概念

　このように，体たんぱく質は，常に分解と合成が行われて代謝回転している。代謝回転速度は年齢によってはもちろんのこと，体たんぱく質の種類によって異なり，数分から数ヶ月と様々である。なお，構成するアミノ酸の半分が入れ替わるのに要する時間（半減期）は，肝臓で約 12 日，筋肉で約 80 日，骨で約 120 日とされている。

　また，血漿たんぱく質は肝臓で合成されて，組織たんぱく質に比べて一般に代謝回転が速い。血

漿たんぱく質のうち約60%がアルブミンであるが，このアルブミンは食事たんぱく質を多く摂取すると肝臓において合成が増して血中濃度が上昇する。一方，栄養状態が低下すると，肝臓におけるアルブミン合成が減少し，血中アルブミン濃度は比較的鋭敏に反映することから，たんぱく質栄養状態の指標として用いられる。

しかし，血中アルブミン濃度はたんぱく質の栄養状態に対して比較的鋭敏に反映するとはいえ，その半減期は17〜23日であることから，短期的な栄養状態の指標にはなりがたい，そこで，短期的な指標としては，血漿プレアルブミン（別名トランスサイレチン：半減期2〜3日），トランスフェリン（半減期8〜10日），レチノール結合たんぱく質（半減期0.4〜0.7日）など非常に代謝回転の速い（半減期が短い）たんぱく質を用いる。これらのたんぱく質を総称して Rapid Turnover Protein（RTP）という。

(2) アミノ酸の代謝

体たんぱく質などの合成に利用されなかった過剰のアミノ酸は，肝臓においてアミノ基と炭素骨格部分に分解される。このアミノ基の離脱は，アミノ基転移反応と酸化的脱アミノ反応が共同して行っている。

①アミノ基転移反応

アミノ基転移反応は，アミノ酸がα－ケト酸にアミノ基を移す反応で，ほとんど全ての臓器で進行する反応である。動物組織ではグルタミン酸がほとんど全てのアミノ基転移反応に関与し，受容体となるα－ケト酸で効果的なものが，α－ケトグルタル酸，オキザロ酢酸，ピルビン酸であり，非必須アミノ酸の相互変換，生体内合成の重要な経路でもある。

アミノ基転移反応の概念は，図2-18に示すように，アミノ酸からα-ケト酸へのアミノ基の受け渡しであり，このときに関わるアミノ基転移酵素（トランスアミナーゼ，またはトランスフェラーゼ）の補酵素として，ピリドキサールリン酸（補酵素型ビタミンB_6）が関与することから，たんぱく質の摂取量が増加すると，ビタミンB_6の必要量も増加する。

なお，これらのアミノ基転移反応に関わる酵素のうち，GOT（グルタミン酸・オキサロ酢酸トランスアミナーゼ＝AST：アスパラギン酸トランスフェラーゼ）やGPT（グルタミン酸・ピルビン酸トランスアミナーゼ＝ALT：アラニントランスフェラーゼ）は，肝臓逸脱酵素として血液生化学検査における肝機能検査の指標としても使われている。

②酸化的脱アミノ反応

α－ケト酸を生ずる反応には，アミノ基転移反応のほかに，酸化的脱アミノ反応としてのグルタミン酸脱水素酵素によるものと，アミノ酸酸化酵素によるものがある。

グルタミン酸脱水素酵素による反応は，主として肝臓のミトコンドリアで進行し，グルタミン酸がアンモニア（NH_3）を生じてα－ケトグルタル酸となる反応である。この反応には補酵素NAD（ニコチンアミドアデニンジヌクレオチド：補酵素型ナイアシン）が必要である（図2-18）。

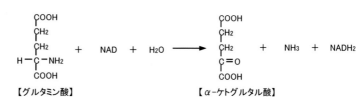

図2-18 グルタミン酸脱水素酵素反応

アミノ酸酸化酵素による反応は，肝・腎にある α－アミノ酸を α-ケト酸とアンモニアに分解する酵素によるもので，補酵素として FMN（フラビンモノヌクレオチド：補酵素型ビタミン B_2）が働く反応である（図 2-19）。

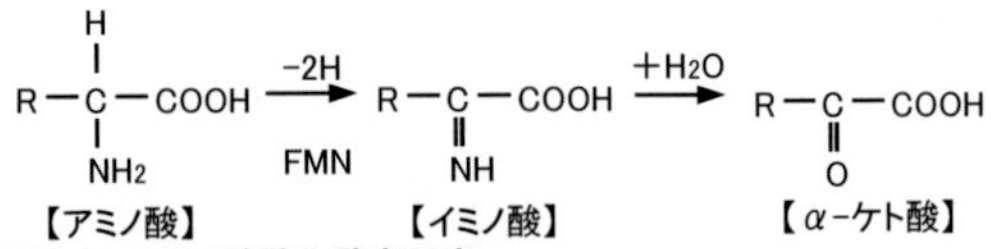

$$R-\overset{\overset{\text{H}}{|}}{\underset{\underset{\text{NH}_2}{|}}{C}}-COOH \xrightarrow[\text{FMN}]{-2H} R-\overset{}{\underset{\underset{\text{NH}}{\|}}{C}}-COOH \xrightarrow{+H_2O} R-\overset{}{\underset{\underset{\text{O}}{\|}}{C}}-COOH$$

【アミノ酸】　　　　　　【イミノ酸】　　　　　【α-ケト酸】

図2-19　アミノ酸酸化酵素反応

(3)　α-ケト酸代謝とアミノ酸グループ

アミノ酸からアミノ基が転移されて生成された α-ケト酸は，つぎの 2 つの流れに分かれて代謝される。

a.　ピルビン酸あるいは TCA 回路の中間体となって糖質代謝に合流する。

　　このグループのアミノ酸は糖新生系に入り，グルコースを生成できることから糖原性アミノ酸と呼び，主に非必須アミノ酸がこれに属する（必須アミノ酸では，Thr，Met，Val）。

b.　アセチル CoA あるいはアセト酢酸に変化し，脂質代謝経路に合流する。

　　このグループのアミノ酸は，アセチル CoA から脂肪酸やステロイドに変化することからケトン体産生アミノ酸（ケト原性アミノ酸）と呼ばれ，主に必須アミノ酸がこれに属する。なお，ケトン体産生アミノ酸のうち，ロイシンとリジンは，脂肪代謝だけに組み込まれるが，その他は糖代謝にも組み込まれる（非必須アミノ酸のうち Tyr はこちらに属する）。

(4)　尿素の合成（オルニチン回路）

アミノ酸からアミノ基が切り離されてアンモニアが生成されるが，このアンモニアは非常に毒性が高く，血中濃度が高くなる（高アンモニア血症）と昏睡に陥り，死に至る。このアンモニアを解毒する機構として，主として肝臓で行われる尿素サイクル（オルニチン回路）がある（図 2-20）。これによって，アンモニアは比較的毒性の低い尿素に変換された後，尿中に排泄される。

　なお，この尿素サイクルを十分に回転させるためには，TCA 回路とアミノ基転移反応が十分に進行していることが必要となる。

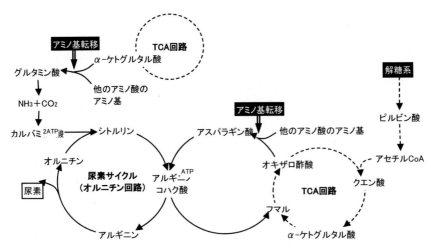

図2-20　尿素サイクル（オルニチン回路）の概略

(5) その他アミノ酸代謝の例（フェニルアラニン代謝を代表として）

個々のアミノ酸はそれぞれいろいろな代謝を受け，それをグループ分けすることもできるが，ここではとくに臨床栄養とも関連のあるフェニルアラニン・チロシンの代謝について記す。

必須アミノ酸であるフェニルアラニンは，フェニルアラニン脱水素酵素によって非必須アミノ酸であるチロシンに容易に変化する。その後，チロシンからメラニン色素や，ドーパミン，アドレナリン，ノルアドレナリンといった興奮性の神経伝達物質やホルモンに変化する（図2-21）。しかし，染色体異常によって生まれつきフェニルアラニン脱水素酵素を生成できない先天性代謝異常症の場合，フェニルアラニンをチロシンに変換することができず，フェニルアラニンからフェニルピルビン酸やフェニル酢酸といったフェニルケトン体を生成する代謝過程が進行する。この先天性代謝異常症をフェニルケトン尿症（PKU）という。

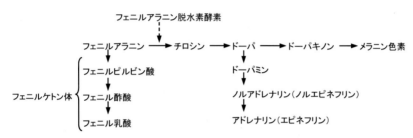

図2-21 フェニルアラニン・チロシン代謝

フェニルケトン尿症の場合，メラニン色素の生成量が通常に比べて少ないため，アルビノになるほか，興奮性物質であるドーパミン，ノルアドレナリン，アドレナリンなどの生成も少ないために外界無関心（自閉気味）になる。そして，もっとも問題となるのは，フェニルケトン体は脳神経の発達を阻害することから，そのままでいると知的障害が発生する。そこで，出生直後のスクリーニングによってフェニルケトン尿症が判明した場合，フェニルアラニン制限の食事療法（フェニルアラニンは必須アミノ酸であるため完全除去にはしない）を開始し，脳の発達が終了する15歳程度まで継続する。なお，乳児期においてはフェニルアラニン制限をした治療乳（ロフェミルクやフェニトール）で授乳し，離乳後はフェニルケトン尿症を対象とした食品交換表などで低フェニルアラニン食を実施する。

5）たんぱく質の働き

たんぱく質は，細胞骨格の土台として，すなわち生体構成成分になるほか，酵素やホルモン，神経伝達物質等の構成材料，酸素や栄養素の運搬など生体機能調節に関わる働きのほか，エネルギー源としての利用（摂取エネルギーが少ないときや過剰にたんぱく質を摂取したときなど）と多岐にわたる。ここでは，とくに生体機能調節に関わる働きについて補足する。

(1) 免疫反応関連

免疫反応における液性免疫で主役と
なる抗体となる免疫グロブリン（イム
ノグロブリン：IgA, IgG, IgE, IgM）
となる。

また，たんぱく質の栄養状態によっ
て，マクロファージ（大食細胞）の貪
食能が低下するなど，細胞性免疫の機
能にも影響を及ぼす（図2-22）。

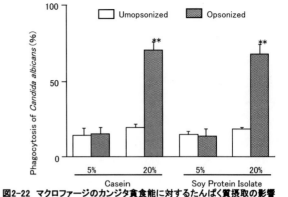

図2-22 マクロファージのカンジタ貪食能に対するたんぱく質摂取の影響

(手嶋ら，1995)

(2) 体液の浸透圧調節

アルブミンなどの血漿たんぱく質は分子が大きいため毛細血管を通過できないため，組織液に対
して血液の浸透圧が高くなる。これを膠質浸透圧という。この圧によって，毛細血管の静脈側では
水が組織細胞から血液中に移動し，同時に二酸化炭素や老廃物を血中に排出する（図2-23）。

図2-23に示すように，たんぱく質欠乏などによって血漿たんぱく質濃度が低下すると，膠質浸透
圧も低下し，血圧との圧差が変化し，組織間隙に水分が貯留して浮腫（むくみ）が生じる（動脈側
では通常よりも強い力で水分は組織へ移動するが，静脈側では通常よりも弱い力で血液へ水分が戻
されるためにバランスが崩れる）。

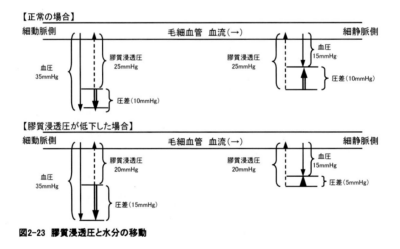

図2-23 膠質浸透圧と水分の移動

(3) 酸塩基平衡の調節（緩衝作用）

アミノ酸は，水溶液中では，カルボキシル基（−COOH）はH+を放出して−COO⁻となり，ア
ミノ基（−NH₂）はH⁺を得て−NH³⁺となっている両性（両極性）電解質である。

アミノ酸によって両極性を持つpHである等電点は異なるが，等電点より酸性側ではH⁺を得て
陽イオンとなり，塩基性側ではH⁺
を失って陰イオンとなる。この両極
性でもって，体液の酸・アルカリ平
衡（血液の場合は弱アルカリ性に保
たれる）に関与している（図2-24）。

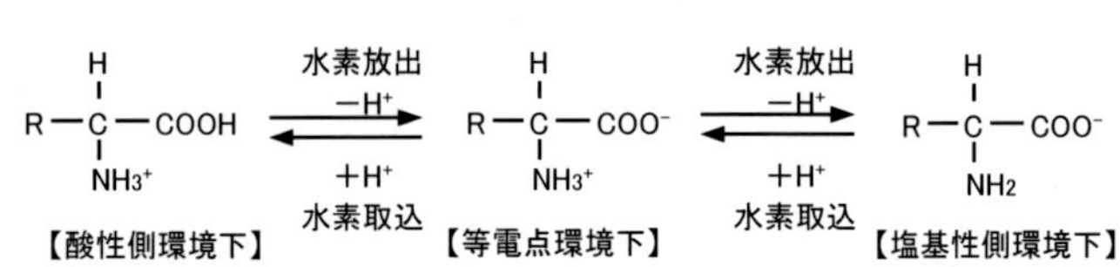

図2-24 アミノ酸の両極性

28

6）たんぱく質の栄養価

　たんぱく質のもっとも大きな働きは，体の構成材料になることであるが，食品中のたんぱく質は，その種類によって構成材料としての生体内で利用される割合（利用率）が異なる。各食品のたんぱく質を構成する必須アミノ酸の量及び組成が人体の必要に適合しているたんぱく質は利用率が高いことから，良質たんぱく質と呼ばれる。一般に動物性たんぱく質や大豆たんぱく質は良質であり，大豆以外の植物性たんぱく質は栄養価が劣る。

　たんぱく質の栄養価の評価方法は，ヒトや動物を対象として摂取したたんぱく質が体内にどの程度保留されるかを測定する生物学的評価方法と，食品中のたんぱく質を構成する必須アミノ酸の量と組成を分析して基準のアミノ酸パターンと比較して評価する化学的評価方法に大別されるが，それぞれ利点と欠点がある。

(1)　生物学的評価

　生物学的評価方法は，生体にたんぱく質を摂取させ，その体重増加や窒素出納，窒素保留量（率）などから評価するものである。そのため，実際のたんぱく質の体内利用等の流れに即しているという利点はあるが，生理的性質による個体間の誤差が大きく，たんぱく質代謝に影響する因子を一定条件にそろえる必要があり，また，実験に長期間を要することから，現実的に数多くの食品のたんぱく質すべてについて調べることは不可能に近いという問題がある。

　なお，体重増加を用いるものとしては，たんぱく質効率がある。これは，成長期にある動物での体重増加から求める方法であり，摂取たんぱく質1gあたりの体重増加量（体重増加量÷摂取たんぱく質量）で示される。しかし，摂取たんぱく質レベルや，摂取エネルギー量などに影響されるため，これらを一定にした条件下で測定したものでなければ比較はできない。

　また，摂取された窒素は主にたんぱく質に由来し，体内で過剰のアミノ酸が分解して尿中に排泄されることから，たんぱく質の出納は実質的に窒素出納（摂取窒素量－排泄窒素量）で置き換えることが可能である。体たんぱく質が蓄積することによって窒素出納は正の状態となるが，絶食，外傷，骨折，摂取たんぱく質不足，ストレス等では，体たんぱく質の分解が多くなり，窒素出納は負となる。

(2)　化学的評価

　化学的評価方法は，基準とする必須アミノ酸パターンに対する試料中の必須アミノ酸の比率を計算し，100%未満のアミノ酸（制限アミノ酸）を調べ，最も数値の低いアミノ酸（第一制限アミノ酸）の数値を評価値とする方法である。つまり，図2-25に示す桶のように，桶を構成する板のうち1枚でも基準の高さに満たないと，そこまでしか水が入らないように，たんぱく質の質も，最も低いアミノ酸量（%）までであるという原理に基づいているのである。

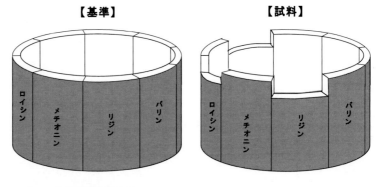

【基準】　　　　【試料】

図2-25 化学的評価法の概念

　なお，このときの基準とされる必須アミノ酸量のパターンは，1985年に，FAO/WHO/UNU（国際食糧農業機関/世界保健機構/国連大学）が打ち立てたアミノ酸評点パターン（表2-6）を用いるのが通常であり，その場合の評価をアミノ酸スコア（アミノ酸価）というが，そのほかに，卵のパターンを基準とした卵価（エッグスコア）や人乳を基準とした人乳価などもある。

表2-6　化学的たんぱく質の質判定例（アミノ酸スコア）

必須アミノ酸		Ile	Leu	Lys	Met Cys	Phe Tyr	Thr	Trp	Val	His	アミノ酸スコア
FAO/WHO/UNU (1985年) 基準		180.0	410.0	360.0	160.0	390.0	210.0	70.0	220.0	120.0	
牛肉 (和牛)	mg/窒素g	300.0	540.0	590.0	260.0	470.0	300.0	71.0	310.0	260.0	100.0
	対基準%	166.7	131.7	163.9	162.5	120.5	142.9	101.4	140.9	216.7	
あじ	mg/窒素g	290.0	500.0	580.0	260.0	480.0	290.0	70.0	320.0	260.0	100.0
	対基準%	161.1	122.0	161.1	162.5	123.1	138.1	100.0	145.5	216.7	
全卵	mg/窒素g	340.0	550.0	450.0	370.0	580.0	290.0	94.0	420.0	160.0	100.0
	対基準%	188.9	134.1	125.0	231.3	148.7	138.1	134.3	190.9	133.3	
大豆 (国産)	mg/窒素g	290.0	470.0	390.0	190.0	540.0	230.0	79.0	300.0	170.0	100.0
	対基準%	161.1	114.6	108.3	118.8	138.5	109.5	112.9	136.4	141.7	
精白米	mg/窒素g	250.0	500.0	220.0	320.0	480.0	210.0	85.0	390.0	170.0	61.1
	対基準%	138.9	122.0	<u>61.1</u>	200.0	123.1	100.0	121.4	177.3	141.7	
コーン	mg/窒素g	220.0	650.0	250.0	270.0	480.0	220.0	54.0	300.0	150.0	69.4
	対基準%	122.2	158.5	<u>69.4</u>	168.8	123.1	104.8	<u>77.1</u>	136.4	125.0	
小麦粉 (薄力)	mg/窒素g	220.0	430.0	150.0	260.0	470.0	160.0	66.0	250.0	140.0	41.7
	対基準%	122.2	104.9	<u>41.7</u>	162.5	120.5	<u>76.2</u>	<u>94.3</u>	113.6	116.7	

※太字アンダーラインが制限アミノ酸（基準より少ない）。その中でもっとも低いのが第1制限アミノ酸。
　化学的たんぱく質の質判定は，制限アミノ酸があれば，第1制限アミノ酸の値（％）がアミノ酸スコアとなって質の得点になる。
　なお，基準を卵のアミノ酸組成にすると，エッグスコア（卵価）になる。

　化学的評価方法は，機器分析によるものであることから誤差が少なく，評価も容易ではあるが，消化吸収率などを考慮していないことから，必ずしも生物学的評価方法と化学的評価方法で一致するとは限らない。

(3)　アミノ酸補足効果とアミノ酸インバランス

　植物性たんぱく質は，リジン，スレオニン，トリプトファン，含硫アミノ酸（メチオニン＋シスチン）などで制限アミノ酸となることが多いが，動物性たんぱく質にはこれらのアミノ酸が豊富であり，制限アミノ酸を持つこと自体少ない。そこで，動物性たんぱく質と植物性たんぱく質を組み合わせて摂取することによって，互いに不足を補い合って，たんぱく質の栄養価が改善される。これをアミノ酸補足効果という。通常，動物性たんぱく質比（総摂取たんぱく質に対する動物性たんぱく質の％）が40％以上であれば，その食事のたんぱく質の栄養価は十分に高いと考えてよいが，動物性たんぱく質の摂取過剰は動物性脂肪の摂取過剰にもつながるため，40～50％の範囲で考える。

　制限アミノ酸を補足しようとして単一のアミノ酸や一部のアミノ酸を多量に摂取するとかえって栄養価が低下したり，過剰毒性が見られることがある。このような現象をアミノ酸インバランスという。

Ⅲ. 保全素

1. 保全素とは

　五大栄養素のうち，ビタミンとミネラルは，体内環境を一定に保つための様々な生理学的調節機構に関与することから"保全素"と称される。

　ミネラルの一部は，体構成成分として骨歯のような硬組織だけでなく，細胞膜や色素を含む軟組織の成分としても利用されているが，その多くは体液中にイオンとして存在したり，体内環境を一定に保つための様々な生理活性物質等の材料として利用されるなどによって，いわゆる"体の調子を整える"ために重要である。

　また，ビタミンについては，それ自身はエネルギーや体構成成分として利用されないが，体内のあらゆる代謝調節因子として重要な微量栄養素である。

2. ビタミン

1）ビタミンの基礎

(1)　ビタミン研究の始まりと定義

　ビタミンは，三大栄養素と異なって極めて微量でその効果を発揮し，不足によって深刻な健康障害を及ぼすこと，さらに食物や生体内での含有量が極めて少なく，分離・精製，定量などに困難を極めた。その研究の始まりは，1881年にN.I.ルーニン（1853〜1937）は，牛乳と同じ組成の人工混合飼料をネズミに与えたが死亡してしまったことから，天然食品中には生命に必要な微量の未知な物質が存在すると考えたことからビタミンの存在が予想されたことからとされており，19世紀の終わりから20世紀前半の近代栄養学においては，最も脚光を浴びた必須栄養素である。

　ビタミンは，生体の機能を正常に維持するために必須の微量栄養素であり，体内代謝において，補酵素や調節因子として生理活性を示す有機化合物である。また，十分に体内で合成されないため食物成分として摂取する必要がある。さらに，欠乏することによって欠乏症状が現れる。これらのことから，ビタミンは，「体構成成分やエネルギーにはならないが，体内のあらゆる代謝の調節に必要であり，微量でその効果を発揮するが，欠乏することによって重大な臨床症状を呈する微量栄養素」とも定義することができる。

(2)　ビタミンの分類

　ビタミンはその溶解性から脂溶性ビタミンと，水溶性ビタミンに分類できる（表3-1）。

表3-1　ビタミンの溶解性による分類

分　類	
脂溶性ビタミン	ビタミンA，D，E，K
水溶性ビタミン	ビタミンB群（B1，B2，ナイアシン，B6，B12，パントテン酸，葉酸，ビオチン），ビタミンC

　表3-2の通り，ビタミンは欠乏すると深刻な欠乏症を発現する。また，脂溶性ビタミンは，脂肪組織などに蓄積されることから過剰症にも注意が必要である。なおあ，水溶性ビタミンにも一生化学的には過剰症が指摘されており，「食事摂取基準」において一応の耐用上限量が示されているものもあるが，一般に通常食品の摂取からだけでそのレベルまでの摂取は不可能であり，かつ最少過剰症発現量もほとんど人類には未知の領域であることに加え，水溶性であることから，過剰に摂取しても尿中へ排泄されるため，過剰症についてはあまり心配されていない。

表3-2　ビタミンの種類と代表的な欠乏症・過剰症

	通称	化学名称	代表的な欠乏症・過剰症
脂溶性	ビタミンA	レチノール	欠乏症：夜盲症，眼球乾燥症，皮膚角化症 過剰症：頭痛，吐き気，下痢，肝肥大，胎児奇形
	ビタミンD	カルシフェロール	欠乏症：くる病（乳幼児），骨軟化症（成人），骨粗鬆症（高齢者） 過剰症：高カルシウム血症，腎結石
	ビタミンE	トコフェロール	欠乏症：動脈硬化，貧血（赤血球寿命低下）
	ビタミンK	フィロキノン（K₁） メナキノン（K₂）	欠乏症：出血傾向（血液凝固遅延） 過剰症：メトヘモグロビン血症，吐き気
水溶性	ビタミンB₁	チアミン	欠乏症：脚気，多発性神経炎，疲労感，ウェルニッケ脳症
	ビタミンB₂	フラビン	欠乏症：口内炎，口角炎，口唇炎，舌炎
	ナイアシン		欠乏症：ペラグラ（皮膚炎，下痢，めまい，錯乱等精神神経症状）
	ビタミンB₆	ピリドキシン	欠乏症：口内炎，皮膚炎，中枢神経障害
	ビタミンB₁₂	コバラミン	欠乏症：巨赤芽球性貧血（悪性貧血）
	パントテン酸		欠乏症：神経障害，皮膚炎
	ビオチン		欠乏症：皮膚炎
	葉酸		欠乏症：巨赤芽球性貧血，口内炎，舌炎，胎児神経管発育不全
	ビタミンC	アスコルビン酸	欠乏症：壊血病（コラーゲン生成低下），抵抗力低下

２）脂溶性ビタミンと健康

（1）　ビタミンA

　ビタミンA（レチノール）は，ビタミンAそのものとして摂取されるだけでなく，生体内でビタミンAに変換される物質（プロビタミンA）としての摂取もある。プロビタミンAにはα－，β－，γ－カロテンやクリプトキサンチンなどのカロテノイドがあるが，中でもβ－カロテンは食品中に多く含まれ，生理効果も高い。なお，ビタミンAは動物性食品に多く含まれるが，プロビタミンAは植物性食品に多く含まれる。

　吸収されたビタミンA（レチノール）は，レチナールとレチノイン酸に代謝され，その利用に違いはあるが，その働きを大まかにまとめると次の通りである。

　a．　レチナールとたんぱく質であるオプシンが結合して，目の網膜の桿体細胞に存在する光感受性物質であるロドプシンを合成する。
　b．　上皮組織における粘膜の糖たんぱく質（粘液）合成に関与し，上皮の機能を正常に維持する
　c．　成長促進，細胞増殖と分化の制御，免疫機能の維持などに関与する。

また，ビタミンAそのものの場合には過剰症の問題があるが，プロビタミンA（β－カロテン）の場合は，小腸で必要に応じてビタミンAに変換されるため，β－カロテンを過剰に摂取しても過剰症は発現しないとされている。

ビタミンA欠乏で最も代表的なものは夜盲症である。実際，古代エジプトのヒエログリフ（象形文字）にも夜盲症（鳥目）には肝臓が良いという記述が残されている（もちろんこの当時にビタミンAが肝臓に多いことは分かっておらず，食習慣からの経験による記述である）。

視覚感知では光の感受が不可欠である。明るいところから暗いところに移動したときにはじめは周りが見えないが，次第に目が慣れて見えるようになる。これを暗順応というが，これはロドプシン合成促進によってロドプシン量が増加するためである。逆に暗いところから明るいところへ移動したときに，最初はまぶしくて見えないが，次第に見えるようになる明順応は，ロドプシンの分解によるものである。しかし，ビタミンAが欠乏すると，ロドプシン合成ができなくなるため，暗順応を起こすことができず，暗いところで見えなくなる夜盲症となる（図3-1）。

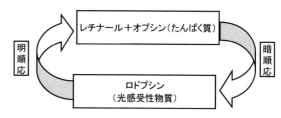

図3-1 暗順応と明順応に関わるレチナール（ビタミンA）

そのほかの欠乏症としては，体重減少，上皮組織の角質化による皮膚や粘膜の乾燥によって，口腔，泌尿器，呼吸器などが障害されて細菌感染に対する抵抗力の低下もあり，失明することもある。

一方，過剰摂取ではとくに肝臓に蓄積されて過剰症が発症する（肝臓肥大など）。急性では脳圧亢進によって頭痛，吐き気などの症状を呈し，慢性では成長停止と体重低下，関節痛，脂肪肝，甲状腺機能低下などの症状がみられる。また，ビタミンAは細胞増殖と分化の制御に関与していることから，過剰摂取によって妊婦では奇形児の発生，子どもでは骨の異常が起こる危険性も報告されている。

(2) ビタミンD

ビタミンD（カルシフェロール）は，植物起源のビタミンD2（エルゴカルシフェロール），あるいは動物起源のビタミンD3（コレカルシフェロール）として摂取されるほか，動物においては，体内でプロビタミンD（プロビタミンD3：7－デヒドロコレステロール）を合成することができる。

アセチルCoAからのコレステロール合成の最終段階で生成される7－デヒドロコレステロールは，皮膚で紫外線を受けることによる光化学反応で，ビタミンD3（コレカルシフェロール）となる。しかし，この段階ではまだ活性を持っておらず，肝臓で水酸化を受けて25－ヒドロキシビタミンDとなり，次いで腎臓で活性化を受けて1,25－ヒドロキシビタミンD（活性型ビタミンD）となる（図3-2）。この過程は，副甲状腺（上皮小体）ホルモンであるパラソルモンによって促進される。

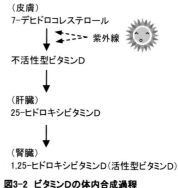

（皮膚）
7－デヒドロコレステロール
　　　↓←‐‐‐ 紫外線
不活性型ビタミンD

（肝臓）
25－ヒドロキシビタミンD
　　　↓
（腎臓）
1,25－ヒドロキシビタミンD（活性型ビタミンD）

図3-2 ビタミンDの体内合成過程

ビタミンDの最も重要な働きは，小腸におけるカルシウム吸収促進作用である。腎臓で活性化を受けたビタミンDは，小腸粘膜においてカルシウム結合たんぱく質の合成（遺伝子発現）を促進し，

カルシウムの吸収を高める。この結果，血中カルシウム濃度は上昇し，骨へのカルシウムの貯蔵が亢進する。さらに，腸管からのリンの吸収も促進する作用も併せ持ち，この結果骨や歯の石灰化を促進することで骨歯を強くする。

ビタミンDは紫外線を受けて体内で合成されることから，欠乏症については，代謝異常を除けば，日射量の少ない地域（極地に近い地域）以外ではあまりみられないが，何らかの理由によって，ビタミンDが欠乏すると，カルシウムやリンの腸管からの吸収量が低下し，骨の石灰化が障害されることによって，成人では骨軟化症（骨質の問題であり，骨の硬度が低下し病的骨折を起こす），小児ではくる病（関節の腫れ，四肢奇形，病的骨折）が発生する。

一方，ビタミンD過剰症では，食欲不振や体重減少がおこるほか，血中カルシウム濃度が高くなるために，腎臓や心臓，動脈などの組織にカルシウムが沈着し，腎臓においては腎結石から腎不全，循環器系では動脈硬化や心筋梗塞が発生する。

(3) ビタミンE

消化管から吸収されたビタミンE（トコフェロール）は，リポたんぱく質の形で輸送され，脂肪組織や筋肉，肝臓，骨髄など体内に広く分布するが，非常に酸化されやすいため，生体内における脂溶性物質の抗酸化剤として働く。したがって，過酸化脂質となりやすい多価不飽和脂肪酸を多く含む脂質の摂取量が増加すると，ビタミンEの必要量も同時に増加する。

生体膜で過酸化脂質が生成されると膜が損傷し，赤血球では溶血が起こるなど生体膜の機能障害が発生する。ヒトにおいてビタミンE欠乏による明確な欠乏症は認められていないが，溶血の感受性が増大するほか，過酸化傷害に伴う問題（動脈硬化，細胞の老化・ガン化）が考えられる。動物ではビタミンE欠乏によって不妊症や筋肉の萎縮などが起こると報告されている。

一方，過剰症については現在のところ認められていない。

(4) ビタミンK

ビタミンKは，K1（フィロキノン：緑葉に多い），K2（メナキノン：細菌が産生する），K3（メナジオン：合成品）として摂取されている。

ビタミンKの体働きとして最も代表的なものは，血液凝固に関与するプロトロンビンの肝臓における合成に関わることである。すなわち，ビタミンKは，肝臓におけるプロトロンビン合成に必要であり，欠乏するとプロトロンビンの減少に伴う血液凝固遅延（プロトロンビン時間の延長）による出血傾向をもたらすことが知られている。とくに，新生児では腸内細菌が少ないことと，母乳中に溶血因子が若干含まれることやビタミンKが少ないことによって，頭蓋内出血や腸管内出血（新生児メレナ）の原因となる。ただし，現在では早期新生児期の終わり（生後1週間程度）と，新生時期の終わり（生後1ヶ月程度）にビタミンKシロップを予防のために飲ませることで，新生児メレナは，ほぼ予防できている。

3) 水溶性ビタミンと健康
(1) ビタミンB1

1911年に C.フンク（1884〜1967）によって，米ぬかと酵母から抗脚気因子として有効な成分（現在のビタミンB1）が抽出され，ビタミンと命名された。

このビタミンB1の発見につながった脚気の研究は，日本における栄養学研究の歴史と関わりが

深い。ビタミンの存在すら発見されていなかった明治時代において，脚気は西欧人にはみられない日本やアジアなど米を主食とする地域独特の風土病と認識されており，都市部の富裕層や陸軍の若い兵士に多発する原因不明の疾患として対策が急がれていた。世界的には，脚気の原因を巡ってドイツ系の学派が感染症説を主張，英国系及び漢方医学学派が栄養障害説を主張していた。さらに，大日本帝国陸軍がドイツ系学派と，大日本帝国海軍が英国系学派と提携するという構図で対立していた。この脚気の原因を栄養障害の一種と断定したのが高木兼寛である。

　高木は海軍において西洋式の食事を摂る士官に脚気が少なく，日本式の米を主食とし副食の貧しい下士卒（のちの下士官兵）に多いことから，栄養に問題があると考え，遠洋航海において西洋食を摂る下士卒の艦と日本食の艦とを分けて航海させる試験案を上策し，それが採用され，結果として西洋食の艦において脚気患者が出なかった。このことから栄養障害説を確信したとされる。
だが，海軍で脚気が撲滅された後も，陸軍では森林太郎(森鴎外)，石黒忠悳等は，科学的根拠がないとして麦飯の食用に強硬に反対したため，脚気による犠牲者はなおも現れ続け，日清戦争で大日本帝国陸軍の脚気患者数万人，うち病死数千人で，戦死者は数百人で戦死者より脚気で病死した兵士のほうが多かった資料により人数は異なる）。また，日露戦争では，大日本帝国陸軍の脚気患者25万人中，病死者2万7800人，戦死者は4万7000人とされているが，戦死者中にも脚気患者が多数いるものと推定されている。

　ビタミンB1の発見のいきさつとして，まず挙げられるのがC.エイクマン（1858〜1930）である。彼は，ニワトリに白米を与えると脚気に似た症状である白米病（多発性神経炎）を呈し，飼料に米ぬかを加えると症状が改善されることから，米ぬかにこの症状を予防する因子が含まれていることを証明した。この報告を受けて，1910年に鈴木梅太郎（1874〜1943）らが，米ぬかから抗脚気因子の抽出に成功し，米の学名に由来してオリザニンと命名した。しかし，世界的に認められるためには海外の学術誌に論文として発表する必要があったが，当時の交通・通信機関の問題もあり，鈴木らが発見した翌年の1911年に，前述のC.フンクが同じものを抽出し，ビタミンと命名して，鈴木らよりも早く発表し，鈴木らの業績は日の目を見ることができなかった。しかし，現在では鈴木らの業績も見直され，第一発見者は鈴木梅太郎，命名者はフンクともされるようになってきている。
　ビタミンB1の欠乏症は，その摂取量そのものが少ない場合はもちろんのこと，その働きがエネルギー代謝（とくに糖質代謝）における補酵素として役割であることから，糖質摂取中心に伴う糖質からのエネルギー産生に傾倒した場合，その消費量が増大して発生する場合もある。
　ビタミンB1の欠乏症については，その発見からわかるように，脚気がもっとも有名である。この脚気に伴う症状としては，食欲不振，疲労感，腱反射（膝蓋腱反射等）低下，末梢神経炎，心機能障害（脚気心），浮腫などがある。また，アルコール常用者においてはウェルニッケ脳症もみられることがある（慢性アルコール中毒患者に多く，アルコール分解の際にビタミンB1が消費される事と，偏食が関与していると考えられる）。
　過剰症については，水溶性ビタミンであり，過剰に摂取しても必要以上は尿中に排泄されるため認められていない。

(2)　ビタミンB2

　ビタミンB2は，橙黄色（ドリンク剤が黄色いのはこのため）で，蛍光を発する。また，光に対して極めて不安定で分解しやすい（ドリンク剤が褐色ビンに入っているのはこのため）。ビタミンB2は，TCA回路，脂肪酸の酸化，電子伝達系など生体内の重要な酸化還元反応（糖質，脂質，た

んぱく質からの高エネルギーリン酸化合物である ATP の生成）に関与し，欠乏症には，口角炎，口唇炎，舌炎，皮膚乾燥，皮膚炎（脂漏性皮膚炎）などがある。

（3）　ナイアシン

ナイアシンは，ニコチン酸およびニコチンアミドの総称であり，必須アミノ酸のトリプトファンから合成され，トリプトファン 60mg がナイアシン 1mg に相当する効果を示すことから，ナイアシン 1mg またはトリプトファン 60mg を 1mgNE（1mg ナイアシン当量）という。

体内でナイアシンはおもにリボース，リン酸，アデノシンと結合してニコチンアミドアデニンジヌクレオチド（NAD），あるいはニコチンアミドジヌクレオチドリン酸（NADP）のかたちで存在して補酵素として作用し，糖質，脂質，たんぱく質の代謝を通して，ATP 生成過程に必要である。

ナイアシンが欠乏するとペラグラになり，皮膚炎，下痢，痴呆（頭痛，めまい，幻覚，錯乱などの神経障害）の症状が発生する。しかし，トリプトファンから合成されるため，たんぱく質欠乏を伴わないと発生しにくい。一方，過剰症については治療目的での大量投与によって消化器系（消化不良，重篤な下痢，便秘）や肝障害が報告されていることから耐用上限量も設定されているが，通常の食品摂取で健康障害が発現したという報告は見当たらない。

（4）　その他のビタミン B 群

その他のビタミン B 群に属するもので，とくにビタミン B12 と葉酸について記す。

ビタミン B12 は，微生物によってのみ合成され，吸収するためには，胃粘膜から分泌される内分泌が必要である。したがって，胃切除者はもちろんのこと，胃液の分泌が低下した高齢者などでは，ビタミン B12 の吸収が低下し，欠乏することがある。このビタミン B12 が欠乏すると，DNA 合成の障害から赤血球の成熟が阻害され，巨赤芽球性貧血が発生する。

葉酸は，核酸やアミノ酸（グリシン）代謝に関与し，正常な造血作用に重要である。腸内細菌によっても合成されることから，通常では欠乏症は起こりにくいとされるが，欠乏すると造血臓器が障害を受け，巨赤芽球性貧血となるほか，白血球減少や口内炎，舌炎などの症状を呈する。また，妊婦の場合，葉酸欠乏によって胎児の神経管閉鎖障害（無脳症，二分脊髄など）の異常を呈する。この神経管閉鎖障害の発症は遺伝要因などを含めた多因子による複合的なものであることから，その発症を葉酸摂取のみで予防できるものではないが，そのリスク低減に有効であることが多くの研究から明らかになっている。ただし，神経管の閉鎖は，受胎後およそ 28 日であるが，この時期に妊娠している可能性を自覚することはできない。したがって，妊娠前から積極的に摂取しておくことが勧められている。

（5）　ビタミン C

ビタミン C は，脂溶性ビタミンのようにたんぱく質合成の遺伝子発現に関与したり，ビタミン B 群のように補酵素としては働かないが，その強い還元力（抗酸化力）でもって，生体内の酸化還元反応に広く関与しており，とくに鉄の吸収促進（$Fe^{3+} \rightarrow Fe^{2+}$ に還元して吸収促進）や，結合組織であるコラーゲン生成，ストレス抵抗に重要なホルモンである副腎ホルモンの合成などに関与することが良く知られている。なお，このビタミン C の抗酸化力は，食品加工における食品の酸化防止剤として利用されている。

　ビタミンC欠乏で，とくに代表となるのが壊血病である。これは，ビタミンCの欠乏によって結合組織であるコラーゲンの生成が不十分となるために発生するものであり，毛細血管が損傷しやすく，歯ぐきや皮下の出血がおこる。また，小児では骨端軟骨部の骨芽細胞の成育が悪くなり，骨形成不全が見られる。なお，小児の壊血病は，メーラー・バーロー症と呼ばれる。

3．ミネラル

1）ミネラルの基礎

　ミネラル（無機質）は，生体を構成する元素のうち，水素（H），酸素（O），炭素（C）および窒素（N）を除く元素の総称である。

　このうち，1日の必要量が100mg以上のものを主要ミネラル（マクロミネラル）といい，Ca（カルシウム），P（リン），K（カリウム），S（硫黄），Cl（塩素），Na（ナトリウム），Mg（マグネシウム）の7種類（「日本人の食事摂取基準」で取り上げられていないClおよびSを除外して5種類）がある。

　一方，1日の必要量が100mg未満のものを微量ミネラル（ミクロミネラル）といい，Fe（鉄），F（フッ素），Zn（亜鉛），Cu（銅），I（ヨウ素），Se（セレン），Mn（マンガン），Co（コバルト）など約20種類があるが，「日本人の食事摂取基準」で取り上げられているのはFe，Zn，Cu，Mn，I，Se，Cr，Moの8種類である。

　生体内におけるミネラルの重要な役割を分類すると次の通りとなる。

【組織の構成成分】

①硬組織の構成

　　Ca，P，Mgなどのように骨・歯などの主成分として硬度を与えている。

②軟組織の構成

　　筋肉，皮膚，血液，臓器などの有機化合物の構成成分となっている。たとえば，筋肉のミオグロビンや赤血球のヘモグロビンはFeとたんぱく質から構成され，毛髪にはSが存在するなど。また，含硫アミノ酸にはもともとSが構造の中に含まれている。

【生体機能の調節関与】

①イオンとして

　　Na，K，Cl，P，Mgなどは，細胞内液や細胞外液にイオン状態で存在し，浸透圧の調節や，酸・塩基平衡，神経・筋肉の機能維持などに関与する。

②ホルモンとして

　　甲状腺ホルモンにはI，インスリンにはZnが構成材料の一部となっている。

③酵素の構成または酵素反応の補助因子

　　ZnやCu，Feなどは酵素そのものの構成成分となる場合がある。また，Mg，Mn，Ca，Cuなどはイオンとして酵素反応を促進させたり，賦活に必要（たとえば，血液凝固反応に関わる酵素反応にはCa^{2+}が必要）であったりする。

　このように，ミネラルは体構成成分だけでなく，生体の機能調節にも密接に関わっていることから，欠乏あるいは過剰摂取によって，それぞれ表3-3に示すように特徴的な障害が発生する。

表3-3　ミネラルの欠乏症および過剰症

ミネラル		欠乏症・過剰症
カルシウム	(Ca)	欠乏症：骨軟化症，くる病，骨粗鬆症，血液凝固不良，神経過敏，筋収縮不全，不整脈 過剰症：腎結石，ミルクアルカリ症候群
リン	(P)	欠乏症：食欲不振，体重減少，筋萎縮，骨軟化症，くる病，胸部変形，溶血性貧血 過剰症：Mg・Zn吸収阻害，Ca吸収低下，低Ca血症
マグネシウム	(Mg)	欠乏症：ふるえ，筋痙攣，精神状態異常，循環器異常，低Ca血症，低K血症 過剰症：（機能障害と重なった場合）傾眠傾向，筋肉麻痺，低血圧
カリウム	(K)	欠乏症：脱力感，食欲不振，筋無力症，精神障害，低血圧，不整脈，頻脈，心電図異常 過剰症：疲労感，四肢異常，精神障害，徐脈，不整脈，心室細動
ナトリウム	(Na)	欠乏症：筋の有痛痙攣，吐き気，食欲減退，血液濃縮，疲労 過剰症：高血圧
塩素	(Cl)	欠乏症：低Na血症，低K血症，高Ca血症，高P血症，腎臓へのCa沈着
鉄	(Fe)	欠乏症：鉄欠乏性貧血，作業力低下，行動・知的活動障害，体温調節障害，免疫能低下 過剰症：ヘモクロマトーシス→心不全，肝硬変，糖尿病
ヨウ素	(I)	欠乏症：地方性甲状腺腫，新生児クレチン病（IとSeの両方が欠乏） 過剰症：甲状腺腫（甲状腺機能亢進症）
銅	(Cu)	欠乏症：ちぢれ毛，けいれん，筋緊張力低下，知的発達遅延，貧血，骨異常 過剰症：ウィルソン病，肝硬変
亜鉛	(Zn)	欠乏症：味覚異常，皮膚炎，はげ，創傷治癒遅延，精神障害，免疫能低下，生殖能異常 過剰症：FeとCuの吸収抑制，免疫機能障害，HDL低下，発熱，嘔吐，胃痛，下痢
フッ素	(F)	欠乏症：虫歯 過剰症：斑状歯
マンガン	(Mn)	欠乏症：体重減少，低コレステロール血症，骨代謝異常，血液凝固異常，紅斑性皮疹 過剰症：進行性痴呆，錐体外路症候群
セレン	(Se)	欠乏症：克山病，カシン・ベック病 過剰症：心筋梗塞，疲労感，呼吸困難，食欲不振，貧血，肝障害，胃腸障害，腎障害
モリブデン	(Mo)	欠乏症：高メチオニン血症，低意識障害 過剰症：Cu欠乏症

2）主な主要ミネラルの働き

(1)　カルシウム

a.　カルシウムの基礎

成人の体内カルシウム（Ca）量は，約1,200gといわれるが，その99%以上は骨や歯にリン（P）と結合して存在し，残り1%が血液や細胞外液，細胞内液等に存在している。

摂取したCaは，主として能動輸送によって，十二指腸，空腸，回腸から吸収されるが，その吸収率は，年齢や性別によって異なり，6〜11ヶ月児は50%，1〜11歳は40%，30歳以降は30%程度とされているが，閉経後の女性や高齢男性では，加齢とともに年0.21%程度ずつ低下するといわれる。また，体内のCa需要にも影響を受け，生理的に要求の高い成長期や妊産婦・授乳婦では吸収率が高くなる。

さらに食物中の成分によっても吸収が左右される。良質たんぱく質やビタミンD，乳糖の存在は，Ca吸収を高め，フィチン酸（穀類に含まれる）やシュウ酸（ほうれん草に含まれる）は吸収を阻害する。また，PとCaは吸収システムが同じであることから競合する。そのため，食物中のCaとPの比率（Ca：P）は，1：2〜2：1のときが良い。

Caの主な働きを大まかに分けると，①骨・歯の形成，②神経および筋肉の興奮性調節，③血液凝固促進などが挙げられるが，とくに生命維持に重要である②や③の働きのために，血液中のCa濃度は，ほぼ一定に保たれるように調節されており，骨はその濃度の調節に関わる貯蔵部位としての働きを持っている。

図3-3に示すように，血中のCa濃度が上昇すると，甲状腺からカルシトニンとよばれるホルモンが分泌され，Caの尿中排泄を高める。しかし，1日の尿排泄量には体水分の出納の関係で限界が

38

あるため，同時にカルシトニンの作用によって，Ca を骨へ沈着させ，血中濃度を低下させる。これによって，骨強度は高まる。一方，血中 Ca 濃度が摂取量不足などによって低下した場合，副甲状腺（上皮小体）からパラソルモン（PTH）とよばれるホルモンが分泌される。パラソルモンは，腎臓に作用し，原尿中の Ca の再吸収を促進させ（Ca の尿中排泄低下），血中 Ca 濃度を上昇させようとする。しかし，尿は体内の老廃物の排泄や，水分出納の関係で，同様に最低限排泄すべき量（不可避尿量：約 500mL）がある。そこで，パラソルモンの作用によって，同時に骨からの Ca の溶出を高め（骨吸収），血中 Ca 濃度を上昇させる。

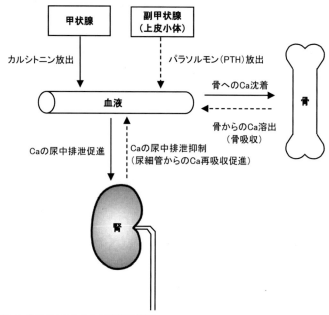

図3-3　血中のカルシウム濃度調節機序

b.　カルシウムと健康

骨形成と破壊は，常に骨の新陳代謝として行われているが，成長期にあるときは，骨破壊に比べて骨形成能力が高いことから，骨強度は成長とともに上昇する。しかし，25 歳前後を境に，骨形成能力が低下し，骨破壊のほうが勝ることで加齢とともに低下することが知られている。とくに，女性の場合，閉経する頃より女性ホルモンの分泌が低下する。女性ホルモンは，性周期の形成だけでなく，体脂肪の蓄積や骨への Ca の沈着作用も併せ持つが，閉経により女性ホルモン分泌（とくに

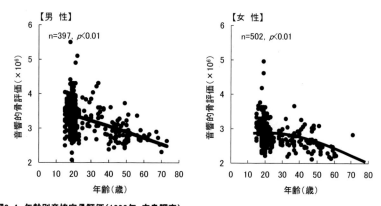

図3-4　年齢別音協定骨評価（1998年：広島調査）
音響的骨評価は，アロカAOS-100（超音波）による踵骨での測定。
音響的骨評価（OSI）＝透過指標（TI）×音速（SOS）^{2}
年齢幅は，男性15〜79歳，女性15〜71歳。

エストロゲン）が低下することによって，加齢による骨強度の低下速度が速くなることも知られている。図 3-4 は，著者らの調査の結果であるが，図からもわかるように，実際に骨強度は加齢とともに低下している。その一方で，この図からある一つの問題も読み取ることができる。

1980 年代の後半頃，日本人の若年者において骨が脆弱化している傾向にあると警告されていた。実際に，図 3-4 においても，男女ともに 60 歳代の骨強度と同じようなレベルにある 20 代前後の若者が多数存在していた。このような状況に加齢による骨強度の低下が加わることによって，将来的に骨粗鬆症（図 3-5）となる危険性の高い人々が増加している。

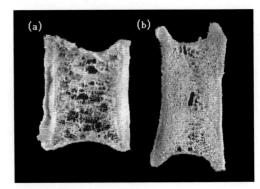

図3-5　骨粗鬆症と正常な骨の違い
(a) 骨粗鬆症の骨　(b) 同部位の正常な骨

　骨粗鬆症を予防する方法の概念は，図 3-6 に示すように，20 歳頃以前では，できるだけ骨強度（最大骨量）を高め，成人以降では，骨強度の低下速度をできるだけ緩めることが大切であるが，その方法はいずれも同じである。その方法とは，①十分な Ca 摂取，②適度の運動，③日光に当たるである。なお，②の運動については，骨は刺激を受けないと（例えば宇宙空間）衰えるが，物理的に刺激を受けると，その刺激に負けないために骨形成細胞が活性化されることによる。また，③については，紫外線によるビタミン D の体内合成が高まることに基づく。したがって，屋外で運動をすることが望ましい。

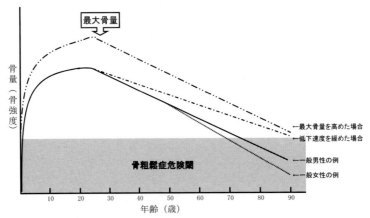

図3-6　骨粗鬆症予防方策の概念（例）

　なお，カルシウムと健康については，カルシウム不足が中心によく知られているが，過剰摂取にも注意が必要な場合がある。カルシウムの摂取過剰によって起こる障害としては，高カルシウム血症に伴う，高カルシウム尿症，そして泌尿器系結石などが挙げられる。日本人の通常の食品からの摂取でこの値を超えることは稀であるが，とくに臨床的にはサプリメントやカルシウム剤の形での摂取だけでなく，ビタミン D との併用によってはより少ない摂取量で血清カルシウムが高値を示すこともあり得る。

(2) ナトリウムとカリウム

a. ナトリウム・カリウムの基礎

ナトリウム（Na）の約 50％が細胞外液に存在し，食塩（NaCl），炭酸水素塩（HCO_3^-），リン酸塩として存在し，残りの約 40％が骨，約 10％が細胞内液中に存在している。なお，体液と同じ浸透圧（等張）の食塩水は，0.9％であり，この食塩水を生理的食塩水という。このナトリウムの働きは，①細胞外液の浸透圧の維持と水分平衡の維持（細胞外液量の調節），②酸・塩基平衡の保持，③神経の興奮，④筋肉の収縮作用，⑤細胞膜ので能動輸送（糖やアミノ酸）などである。

体内カリウム（K）の98％は細胞内でリン酸塩およびたんぱく質と結合して存在し，細胞外液中には残りの約 2％が存在している。このカリウムの働きは，①神経の興奮性維持（細胞内外の電位差調節），②筋肉の収縮，③細胞内液浸透圧の調節と酸・塩基平衡の調節などである。また，細胞膜輸送や酵素の賦活にも関与している。

b. ナトリウム・カリウムと健康

ナトリウムとカリウムの働きは，それぞれが存在する主な場所（細胞の内外）が異なっているだけでほぼ一致しているが，血圧に対する作用は大きく異なってくる。食塩の過剰摂取によって高血圧症を招くことはよく知られている。一方，カリウムは，尿中 K 排泄量と収縮期血圧との間に負の相関，つまり降圧作用が認められる。この血圧の降圧作用は，交感神経活動の抑制，Na 利尿促進，血管保護作用，血管拡張作用によるとされている。とくに，カリウム排泄と血圧上昇については，Na の尿中排泄の増加に伴う血圧の低下を制御するレニン・アンジオテンシン・アルドステロン系の血圧上昇作用で理解できる。

レニン・アンジオテンシン・アルドステロン系の調節は，図 3-7 に示すように，糸球体傍細胞へのNa 流入増大（Na 排出の増大）によって，腎臓からレニン分泌が起こり，血中のアンジオテンシノーゲンをアンジオテンシンⅠに変換する。その後，アンジオテンシンⅠは，血中のアンジオテンシン変換酵素によってアンジオテンシンⅡに変換される。アンジオテンシンⅡは，それ自身が血管に作用し，血管を収縮させることで血圧を上昇させるが，その一方で，副腎皮質に作用し，アルドステロン（電解質コルチコイド・ミネラルコルチコイド）の分泌を高める。その後，アルドステロンの作用によって，遠位尿細管や集合管におけるNa の再吸収は増大する一方，カリウムの排泄は増加し，血圧上昇が確立する。

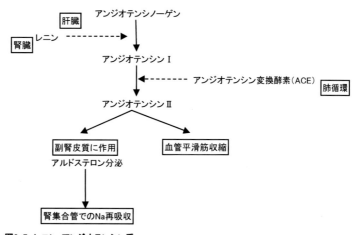

図3-7 レニン・アンジオテンシン系

欧米の料理は，主としてメインディッシュにおいてはインパクトとしてふんだんに食塩を用いるが，そのほかの料理ではさほど使用しないため，単品ごとの塩分に限定した味としてはメリハリがある。一方，日本料理は，だしによって味に深みを持たせるが，欧米の料理に比べると全体的には薄味であり，単品ごと塩分に限定した味のインパクトは小さい。しかし，このときに利用される調

味料の多くは食塩系であることから，累積して欧米に比べると1日の食塩摂取量が多い傾向にあっ
た。そのため，日本人の食塩摂取量は，戦前では1日15g以上の摂取，戦後も長く13g以上の摂取が続いていた。そのため，WHO基準では，"1日6g以下"に対して，日本では長らく"1日10g未満"とされてきた。しかし，近年の食塩摂取量は，図3-8に示すように年々減少してきたことにより，2005年から目標量が段階的に下げられ，『日本人の食事摂取基準（2015年版）』では，食塩相当量として12歳以上の男性で8.0g／日未満，女性で7.0g／日未満となっている。

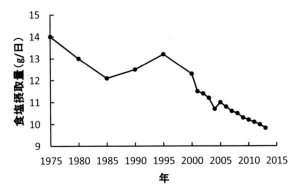

図3-8 食塩摂取量の年次推移（総数，1人1日当たり）
厚生労働省：「平成25年国民健康・栄養調査」より作成

　しかし，Na欠乏は，四肢筋と腹筋の有痛性痙攣を招くことから，度が過ぎた減塩には注意が必要である。とくに，夏期や重労働等によって発汗が激しいときは，Na損失が増大し，Na欠乏を起こすことがあるが，このときにミネラルを含まない水を補給すると，体内の浸透圧の狂いが助長され，痙攣を起こすことがあるため，スポーツドリンク等ミネラルを含む水分を摂取する必要がある。

(3) 鉄

a. 鉄の基礎

　成人の体内の鉄（Fe）は，男性で約3〜4g，女性で約2〜3g含まれている。その約60〜70%は，赤血球の色素であるヘモグロビンとして存在し，20〜30%が肝臓や脾臓，骨髄などのフェリチンやヘモシデリンに貯蔵鉄として，3〜5%は筋肉中の酸素運搬・貯蔵物質であるミオグロビンとして，約1%が鉄含有酵素（チトクローム P450，NADH脱水素酵素など）として存在している。そして，体内の Fe は，酸素運搬，エネルギー代謝，生体内の酸化還元作用，解毒などに重要な役割を担っている。

　Fe は十二指腸から吸収されるが，その吸収率は，食物中の Fe 量とその化学形態，食物中の共存物質のほか，貯蔵 Fe 量や赤血球産生速度など体内 Fe 需要度によって変動し，1%以下から50%以上まで変化する。

　食物中の Fe の化学形態は，動物性食品に比較的多く含まれるヘモグロビンやミオグロビンなどのヘム鉄と，植物や乳製品などに含まれる非ヘム鉄に分けられる。非ヘム鉄の吸収率は，ヘム鉄と比較すると極端に低いが，食品中の Fe 含量の約85%以上が非ヘム鉄である。ヘム鉄は，吸収において食品中の共存物質の影響を受けず，そのまま吸収されると考えられるが，非ヘム鉄の吸収は，Fe の水への可溶性によって決まり，主として3価鉄（Fe^{3+}）であり，水に不溶であるが，胃内の塩酸や還元物質で還元されて2価鉄（Fe^{2+}）の Fe イオンとして吸収され，共存物質の影響も受ける（表3-4）。

表3-4 鉄の吸収に影響を及ぼす成分

【吸収促進】
・ビタミンC（3価鉄の2価鉄への還元促進）
・たんぱく質（鉄と結合して吸収を助ける）

【吸収阻害】
・シュウ酸（ほうれん草などに含まれ，鉄と結合して不溶性にする）
・フィチン酸（穀物などに含まれ，鉄と結合して不溶性にする）
・タンニン（お茶の渋味で，鉄と結合して不溶性にする）

b. 鉄と健康

とくに, Fe はその存在の大部分がヘモグロビンであるように, 赤血球の産生には重要であり, その欠乏は鉄欠乏性貧血を招く (図 3-9)。

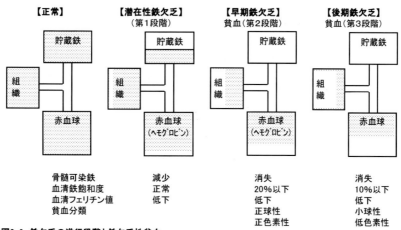

【正常】	【潜在性鉄欠乏】 (第1段階)	【早期鉄欠乏】 貧血(第2段階)	【後期鉄欠乏】 貧血(第3段階)

骨髄可染鉄　　　　減少　　　　消失　　　　消失
血清鉄飽和度　　　正常　　　　20%以下　　　10%以下
血清フェリチン値　低下　　　　低下　　　　低下
貧血分類　　　　　　　　　　　正球性　　　　小球性
　　　　　　　　　　　　　　　正色素性　　　低色素性

図3-9 鉄欠乏の進行段階と鉄欠乏性貧血

　Fe 欠乏では, 段階的に貧血が現れ始め, やがて鉄欠乏性貧血が確立して赤血球数が減少することによって酸素欠乏を起こし, 作業能力の低下, 行動や知的活動障害などが発生するほか, 体温調節機構の阻害, 免疫と感染抵抗力の低下などが起こる。なお, 貧血の判定にはヘモグロビン濃度が指標として使われることが多い。

　一方, Fe 過剰は, ある程度の摂取量では吸収が抑制されるため発症しないが, 多量摂取や吸収調節機構障害, 輸血, アルコール中毒に伴って, 肝臓や膵臓, 心臓に多量の Fe が沈着するヘモクロマトーシスとなり, これによって肝硬変や糖尿病, 心不全などの疾患に進展する。

(4) 亜鉛

　体内の亜鉛 (Zn) の 95%以上が細胞内に存在し, 全量の 50%以上が筋肉に, 約 20%が皮膚に存在している。その他に, 膵臓のランゲルハンス島細胞群や肝臓, 脾臓などに含まれている。血液中には全量の約 0.5%程度が含まれているが, その 70%は赤血球に含まれている。

　Zn は, 膵臓から分泌されるインスリンの作用や, 造血機構に関与している。また, Zn は, DNA・RNA ポリメラーゼ, アルカリホスファターゼ, アルコール脱水素酵素など 100 種類以上の Zn 含有酵素として機能しているほか, 中枢神経活動, 免疫系の発達と維持, 遺伝子の転写制御, 細胞の増殖と分化などに関与している。

　Zn 欠乏では, 創傷治癒障害, 味覚異常, 毛髪の脱毛, 皮膚炎, 成長障害, 食思不信, 精神障害, 免疫機能低下, 催奇形性, 生殖異常などが発生する。

　一方, 過剰症としては, Fe と Cu の吸収抑制, 免疫機能障害, 発熱, 嘔吐, 胃痛, 下痢, HDL 低下などが発生する。

Ⅳ. エネルギー

1．エネルギーとは

　エネルギーとは，物理学では「仕事に換算できる量の総称（仕事をなし得る能力）」と定義され，熱エネルギー，電気エネルギー，光エネルギー，化学的エネルギー，運動力学的エネルギー，機械的エネルギーなど様々な形に変えることができ，その単位もカロリー（cal），ワット（W），ジュール（J）など変化するが，その基本的な量は一定不変であり，いわゆる"エネルギー保存の法則"が成立している。

　生体内でのエネルギー代謝は，食物のもつ化学エネルギーを体内で燃焼することによって，熱や力などのエネルギーに変換する現象であり，そのエネルギーによって，生命を維持し，活動し，成長する。このときのエネルギー単位として，現時点では熱エネルギーの単位であるカロリー（cal）で習慣的に表している。このカロリーで表現されるエネルギーは，1g（1ml）の水の温度を 1℃上昇させるのに必要なエネルギーであり，"水の量×水温上昇度"の比例関係になっている。

2．エネルギーの共通通貨（細胞レベルでのエネルギー利用）

　体内では，三大栄養素が酸化分解されてエネルギーが産生されるが，そのほぼ半分は体温保持のための熱エネルギーとして利用され，残りの半分は化学結合エネルギーとして補足される。この化学結合エネルギーとしての役割を担い，細胞レベルでのエネルギー利用における共通通貨となっているのが，高エネルギーリン酸化合物であるアデノシン三リン酸（ATP）である。この ATP からのエネルギー発生は，ATP が無機リン酸を放出してアデノシン二リン酸（ADP）になるときに発生する熱を利用している。また，ADP はクレアチンリン酸からリンを受け取ることで ATP に再合成することも可能である（図4-1）。この過程は，無酸素的エネルギー産生系の中でも非乳酸性機構（ATP-CP 系）として位置づけられ，とくに短距離走などにおける筋運動のエネルギー供給経路として重要な役割を担っている。しかし，ATP やクレアチンリン酸は，組織中にほとんど蓄えておくことはできないことから，常に熱量素の酸化によって供給していく必要がある。

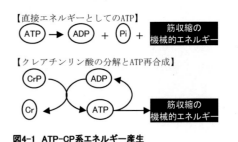

図4-1　ATP-CP系エネルギー産生

3．エネルギー代謝

1）基礎代謝

　体細胞内では，生命活動が続けられ，合成と分解が繰り返されている。また，個体でみた場合，体温を維持し，脳神経や心臓は活動を休むことがなく，呼吸活動も休止しないでエネルギーを消費している。このように，覚醒時における身体的・精神的に安静な状態において生命を維持するため

に必要最小限のエネルギー消費を基礎代謝という。なお，睡眠時は心拍数が低下し，骨格筋もより弛緩していることからエネルギー消費量が 10%程度低下するが，基礎代謝はあくまでも "覚醒時" の生理的最小のエネルギー代謝量であり，睡眠時代謝量とは別にされている。そのため，基礎代謝量の測定は，前日の夕食後 12〜15 時間を経過し，食物が完全に消化・吸収された状態になっている早朝空腹時に，快適室温（通常は 20〜25℃）で，安静仰臥・覚醒状態で測定される。

　この基礎代謝は，年齢（体重あたりで 2 歳児が最も高い），性別（男性の方が高い）や体組成（筋肉量が多いと高い），体表面積，内分泌，環境温度など様々な要因によって影響を受ける。

2）食事誘発性体熱産生

　寒いときに空腹であると，寒さが身にしみるようであるが，食事を摂取すると体が温まる。これは，食事を摂取すると，その消化・吸収，そして肝臓における代謝によって，エネルギー消費が高まるためである。すなわち，日常の生活活動に伴うエネルギー代謝の増加には，食物摂取に伴う消費エネルギーの増加分が含まれている。この食事摂取に伴う消費エネルギーの増加分を，食事誘発性体熱産生（特異動的作用）という。

　この代謝の増加は，摂取した食事の内容，すなわち栄養素の種類によって異なり，たんぱく質では，摂取したたんぱく質の持つ生理的エネルギー量の約 30%増，糖質では約 5%増，脂質では約 4%増であり，日本人の食事における三大栄養素の比率で平均すると，摂取エネルギーの約 10%程度のエネルギー消費が増加することとなる。

　なお，食事誘発性体熱産生は，エネルギー利用された結果であるため、その体熱等を再利用することはできない。

3）エネルギー消費量の測定

　エネルギー消費量の比較的正確な測定には,体から発する熱による水温上昇でもって測定する "直接法" と，熱量素の燃焼に要した酸素と発生した二酸化炭素の比で推定する "間接法"（閉鎖式と解放式がある）や二重標識水といわれる自然界にある通常の水とは少し異なる水を摂取して測定する "二重標識水法" などがある。

　しかし，"直接法" や閉鎖式の "間接法" は，密閉された室内で測定することから，とくにスポーツなど活動範囲が広範な場合でのエネルギー消費量の測定は不可能であり，また二重標識水法は，測定に約 2 週間を要することから，諸活動に限定した測定ができない。そこで，ここでは，解放式の "間接法" による測定について記す。

　この方法はダグラスバッグ法（図 4-2）ともいわれ，熱量素が体内で燃焼したときに消費（摂取）した O_2 量と，発生（排出）した CO_2 量の比である呼吸商（RQ）を基本として利用する。

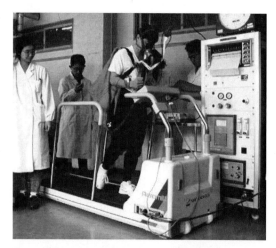

図4-2　ダグラスバック法によるエネルギー代謝の測定

$$呼吸商（RQ）＝\frac{排出CO_2の容積}{摂取O_2の容積}$$

排出CO_2＝呼気中CO_2－大気中CO_2
摂取O_2＝大気中O_2－呼気中O_2

しかし，実際には，たんぱく質は体内で不完全燃焼であることと，たんぱく質の代謝産物の大部分は窒素化合物として尿中排泄されるため，尿中総窒素排泄量を測定できれば，その窒素量に相当するたんぱく質量，その燃焼に必要なO_2量や産生されるCO_2量を求めることができる（表4-1参照）。そこで，実際の測定では，尿中窒素排泄量からたんぱく質燃焼に用いられたO_2量と産生されたCO_2量を求め，それぞれを呼気分析から得られたO_2量とCO_2量から差し引いたもので求める。この方法を非たんぱく質呼吸商（NPRQ）という。

表4-1　Lowryによる栄養素の体内燃焼時の諸係数

	糖質	脂質	たんぱく質
1gあたりの消費O_2量（ℓ）	0.829	2.019	0.966
1gあたりの排出CO_2量（ℓ）	0.829	1.427	0.774
1gあたりの熱産生量（kcal）	4.12	9.46	4.32
呼吸商	1.000	0.707	0.801
消費$O_2$1ℓあたりの発生熱量（kcal）	5.05	4.69	4.49

【化学反応式よりの呼吸商】

糖質：
$$C_6H_{12}O_6＋6O_2 \rightarrow 6CO_2＋6H_2O \cdots CO_2/O_2＝6/6＝1$$

脂質：
仮にパルミチン酸，ステアリン酸，オレイン酸からなるトリグリセリドが完全燃焼する場合

$$\left. \begin{array}{l} C_{15}H_{31}COO \\ C_{17}H_{35}COO \\ C_{17}H_{33}COO \end{array} \right\} C_3H_5 ＋ 78O_2 \rightarrow 55CO_2 ＋ 52H_2O \cdots CO_2/O_2＝55/78＝0.705$$

$$非たんぱく質呼吸商（NPRQ）＝\frac{排出CO_2の容積－たんぱく質燃焼由来のCO_2量}{摂取O_2の容積－たんぱく質燃焼に利用したO_2量}$$

このNPRQを求め，表4-2に示す表に当てはめ，糖質と脂質から得られた熱産生量に尿分析から得たたんぱく質燃焼による熱産生量を加えて消費エネルギー量とする。

表4-2　糖質と脂肪の燃焼割合と酸素1ℓあたりの発生熱量

非蛋白質呼吸商 NPRQ	分解割合		酸素1ℓに対する熱量（kcal）	非蛋白質呼吸商 NPRQ	分解割合		1ℓの酸素に対する熱量（kcal）
	糖質%	脂肪%			糖質%	脂肪%	
0.707	0.00	100.00	4.686	0.860	54.10	45.90	4.875
0.710	1.10	98.90	4.690	0.870	57.50	42.50	4.887
0.720	4.76	95.20	4.702	0.880	60.80	39.20	4.899
0.730	8.40	91.60	4.714	0.890	64.20	35.80	4.911
0.740	12.00	88.00	4.727	0.900	67.50	32.50	4.924
0.750	15.60	84.40	4.739	0.910	70.80	29.20	4.936
0.760	19.20	80.80	4.751	0.920	74.10	25.90	4.948
0.770	22.80	77.20	4.764	0.930	77.40	22.60	4.961
0.780	26.30	73.70	4.776	0.940	80.70	19.30	4.973
0.790	29.90	70.10	4.788	0.950	84.00	16.00	4.985
0.800	33.40	66.60	4.801	0.960	87.20	12.80	4.998
0.810	36.90	63.10	4.813	0.970	90.40	9.58	5.010
0.820	40.30	59.70	4.825	0.980	93.60	6.37	5.022
0.830	43.80	56.20	4.838	0.990	96.80	3.18	5.035
0.840	47.20	52.80	4.850	1.000	100.00	0.00	5.047
0.850	50.70	49.30	4.862				

（ツンツ・シュンブルグ・ラスクによる）

この方法での計算例は表 4-3 の通りである。

表4-3　非たんぱく質呼吸商を用いた消費エネルギー量の計算例

【基本測定結果】
24時間　O_2消費量＝460ℓ　CO_2排出量＝400ℓ　尿中窒素排泄量＝12g

【計算】

たんぱく質燃焼（分解）量	12×6.25（たんぱく質換算係数）	＝75g
たんぱく質燃焼時の消費O_2量	0.966（表4-1より）×75	＝72ℓ
たんぱく質燃焼時のCO_2発生量	0.774（表4-1より）×75	＝58ℓ
糖質・脂質のみのO_2消費量	460－72	＝388ℓ
糖質・脂質のみのCO_2発生量	400－58	＝342ℓ
非たんぱく質呼吸商（NPRQ）	342÷388	＝0.881
NPRQ≒0.88のときの消費$O_2$1ℓあたりの発生熱量（表4-2より）		4.899kcal
糖質・脂質燃焼による発生熱量	4.899×388	＝**1,901kcal**
たんぱく質燃焼による発生熱量	4.49×72	＝**323kcal**
総消費エネルギー量	1,901＋323	＝**2,224kcal**

4）簡易的なエネルギー消費量の推定

　精度の高いエネルギー消費量の測定は，特別な施設や機器が必要となるため，研究室レベルでの利用である。その一方で，食事量の適否を判定するためには，時としてエネルギー消費量と照らし合わせる必要がある。そのための方法として"行動時間調査法（タイムスタディー法）"がある。この方法の概要は，調査対象者の活動内容を強度別に記録・整理し，それぞれの強度の活動合計時間と推定基礎代謝量あるいは安静時代謝量から計算する方法である。現在は，安静時代謝量をベースとした方法が用いられるが，その基本として，まず基礎代謝量をベースとした方法を説明する。

　基礎代謝量ベースの方法では，「基礎代謝量を含めたその活動時の消費エネルギー量が，基礎代謝の何倍か」を示した活動強度指数（Af 値：Activity factor）を用いる。動作強度別の Af 値の目安は，表 4-4 に示すとおりであり，生活活動調査では，各動作を記録し，この表を参考として Af 値を調べていく。また，Af 値は，その活動の基礎代謝に対する倍数であることから，次の式で計算する。

一定時間内の消費エネルギー量＝Σ（Af値×各強度別合計時間）×単位時間あたりの基礎代謝量

※　単位時間あたりの基礎代謝量は，活動記録を分単位でまとめる場合は"1分間あたり"，1時間単位でまとめる場合は"1時間あたり"となる。

　上記の計算を行うにあたって基礎代謝量を知る必要がある。この方法にはいろいろなものがあるが，例としては表 4-5 に示す"体重あたりの基礎代謝推定式"や次の計算式から求めると良い。

男性：
$$\frac{(0.0481×体重＋0.0234×身長－0.0138×年齢－0.4235)×1,000}{4.186}$$

女性：
$$\frac{(0.0481×体重＋0.0234×身長－0.0138×年齢－0.9708)×1,000}{4.186}$$

※　国立健康・栄養研究所の式（全年齢対応）

さらに，実際の調査においては，各動作を細かく調べることが困難な場合もある。そのような場合は，もともと基礎代謝自体が推定であり，かつ動作強度毎の Af 値も概数であることから，活動内容を 5 段階程度に分類し，それぞれの大まかなの Af 値を決めて記入用紙を作成すると良い。

表4-6　体重のみを用いた基礎代謝推定式

(kcal/日)

年齢	男性	女性
1～2	35.8×体重＋289	36.3×体重＋270
3～5	33.0×体重＋357	31.2×体重＋344
6～8	34.3×体重＋247	32.5×体重＋247
9～11	29.4×体重＋277	26.9×体重＋267
12～14	24.2×体重＋324	22.9×体重＋302
15～17	20.9×体重＋363	19.7×体重＋289
18～29	18.6×体重＋347	18.3×体重＋272
30～49	17.3×体重＋336	16.8×体重＋263
50～69	16.7×体重＋301	16.0×体重＋247
70～	16.3×体重＋268	16.1×体重＋224

表4-5　日常生活の動作強度の目安

生活動作	動作強度の範囲	日常生活活動の種類	動作強度(Af)	生活動作	動作強度の範囲	日常生活活動の種類	動作強度(Af)
安静	1.0	睡眠，横になる，ゆったり座る（本などを読む，書く，テレビなどを見る）	1.0			ゴルフ（平地）	4.0
						ダンス（軽い）	4.0
						サイクリング（時速10km）	4.4
						ラジオ・テレビ体操	4.5
						日本舞踊の踊り（秋田音頭など）	4.5
立つ	1.1～2.0未満	談話（立位）	1.3			エアロビクス	5.0
		料理，食事	1.4			ハイキング（平地）	4.0
		身の回り（身支度，洗面，便所）	1.5			（山道）	5.5
		縫製（縫い，ミシンかけ）	1.5	筋運動	6.0以上	ダンス（活発な）	6.0
		趣味，娯楽（生花，茶の湯，麻雀，楽器演奏など）	1.5			卓球	6.0
						ゴルフ（丘陵）	6.0
		車の運転	1.5			ボート，カヌー	6.0
		机上事務（記帳，算盤，ワープロ，ＯＡ機器などの使用）	1.6			階段をのぼる	7.5
						テニス	7.0
歩く	2.0～3.0未満	電車やバス等の乗物の中で立つ	2.0			雪上スキー（滑降）	7.0
						雪上クロスカントリー	10.0
		買い物や散歩等でゆっくり歩く	2.2			水上スキー	7.0
		洗濯（電気洗濯機）	2.2			バレーボール	7.0
		掃除（電気掃除機）	2.7			バドミントン	7.0
速歩	3.0～6.0	家庭菜園，草むしり	3.0			ジョギング（120m/分）	7.0
		バレーボール（9人制）	3.0			登山（平均）	7.0
		ボーリング	3.0			のぼり	9.0
		ソフトボール（平均）	3.5			くだり	6.0
		投手	4.0			サッカー，ラグビー，バスケットボールなど	8.0
		野手	3.5				
		野球（平均）	3.5			スケート（アイス，ローラースケート）	8.0
		投手	5				
		野手	3.5			水泳（遠泳）	9.0
		自転車（普通の速さ）	3.6			（軽い横泳ぎ）	9.0
		階段をおりる	4.0			（流す平泳ぎ）50m	11.0
		掃除，雑巾かけ	4.5			（クロール）	21.0
		急ぎ足（運動，買い物）	4.5			縄跳び（60～70回/分）	9.0
		布団あげおろし	3.5			ジョギング（160m/分）	9.5
		おろし・とり込む	5.9			筋力トレーニング（平均）	10.6
		階段昇降	5.8			腹筋運動	8.6
		キャッチボール	4.0			ダンベル運動	12.5
						バーベル運動	9.7
						日本民謡踊り（阿波踊りなど）	13.0
						ランニング（200m/分）	13.0

注）動作強度はそれぞれ平均的な動作における値である。

（第六次改定日本人の栄養所要量より）

なお，Af 値を用いた消費エネルギーの推定例を表 4-7 に示す。

表4-7 生活活動調査による消費エネルギー量の推定例

【設定状況】
　30分の休憩を挟んで2時間（120分）の間バレーボール（6人制）を行った体重50kgの20歳女性
【Af値：表8-7より】
　休憩＝談話（立位）＝1.3　　　　　バレーボール（6人制）＝7.0
【計算例1：単位時間＝1分】
　1日の基礎代謝量＝18.3×50＋272＝1,187 kcal/日・・・（表8-3より）
　1分間あたりの基礎代謝量（分時基礎代謝量）＝1,187kcal/日÷1,440分＝0.824kcal/分
　ΣAf＝30分×1.3＋90分×7.0＝669
　この2時間の消費エネルギー＝669×0.824kcal/分＝**551kcal**
【計算例2：単位時間＝1時間】
　1日の基礎代謝量＝18.3×50＋272＝1,187 kcal/日・・・（表8-3より）
　1時間あたりの基礎代謝量＝1,187kcal/日÷24時間＝49.458kcal/時
　ΣAf＝0.5時間×1.3＋1.5時間×7.0＝11.15
　この2時間の消費エネルギー＝11.15×49.458kcal/時＝**551kcal**

　さらに，『日本人の食事摂取基準（2010年版）』からは，Af 値に変えて METs（メッツ：Metabolic equivalent）が使用されるようになった（表 4-8）。先に記したように Af 値は，基礎代謝量の倍数として表した各身体活動の強度の指標であったが，METs 値は，座位安静時代謝量の倍数として表した各身体活動の強度の指標である。したがって，この METs 値と Af 値の間には，"Af≒METs×1.1（空腹時座位安静である METs 値は空腹時安静仰臥である Af の10％増し），"の関係があり，基礎代謝は METs の90％（0.9）とする。なお，睡眠時代謝は Af 値を使用していた『食事摂取基準（2005年版）』から，睡眠時代謝は基礎代謝と同じとされるようになったことに注意が必要である。この METs を用いる場合は，Af 値に相当するのは，表 4-8 であり，計算にあたっては，理論上 Af 値で計算する場合の"単位時間あたりの基礎代謝量"にあたる部分を"安静時代謝量（単位時間あたりの基礎代謝量×1.1）"にして同様に行えば良いことになるが，成人の場合の1時間あたりの安静時代謝量は，概ね体重の1.05倍として，「1.05×METs×体重×時間」で計算する場合もある。

表4-8 METs値を用いた身体活動の分類例

身体活動の分類 （METs値の範囲）	身体活動の例
睡眠（0.9）	睡眠
座位または立位の静的活動 （1.5：1.0〜1.9）	テレビ・読書・電話・会話など（座位または立位），食事，運転，デスクワーク，縫物，入浴（座位），動物の世話（座位・軽度）
ゆっくりした歩行や家事など 低強度活動 （2.5：2.0〜2.9）	ゆっくりした歩行，身支度，炊事，洗濯，料理や食材の準備，片付け（歩行），植物への水やり，軽い掃除，コピー，ストレッチング，ヨガ，キャッチボール，ギター，ピアノなどの楽器演奏
普通歩行を含む長時間持続 可能な運動・労働など中強度 活動 （4.5：3.9〜5.9）	ふつう歩行〜速歩，床掃除，荷造り，自転車（ふつうの速さ），大工仕事，車の荷物の積み下ろし，苗木の植栽，階段を下りる，子どもと遊ぶ，動物の世話（歩く／走る，ややきつい），ギター：ロック（立位），体操，バレーボール，ボーリング，バドミントン
頻繁に休みが必要な運動・ 労働など高強度活動 （7.0：6.0以上）	家財道具の移動・運搬，雪かき，階段を上る，山登り，エアロビクス，ランニング，テニス，サッカー，水泳，縄跳び，スキー，スケート，柔道，空手

※ メッツ値（metabolic equivalent，MET：単数形，METs：複数形）は，Ainsworth, et alによる。
　いずれの身体活動でも活動実施中における平均値に基づき，休憩・中断中は除く。

（厚生労働省：「日本人の食事摂取基準（2010年版）」より）

　なお，活動量の指標として，"エクササイズ"という表現がある。エクササイズとは，『エクササイズ＝METs×時間』で計算されるものである。『健康づくりのための身体活動基準 2013』においては，図4-9に示すように健康づくりの運動として，18〜64歳の場合，3 METs 以上の身体活動（生活活動を含む）を 23 METs・時／週（23エクササイズ／週），3 METs 以上の運動を 4 METs・時／週（4 エクササイズ／週）以上を基準としている。

図4-9 『健康づくりのための身体活動基準2013』（厚生労働省健康局）の概要

		身体活動 （生活活動・運動）※1		運動		体力 （うち全身持久力）
健診結果が基準範囲内	65歳以上	強度を問わず，身体活動を毎日40分 （＝10 メッツ・時／週）	今より少しでも増やす（例えば10分多く歩く）※4	―	運動習慣をもつように・週2日以上にする※4	―
	18〜64歳	<u>3 メッツ以上の強度の身体活動※2</u>を毎日60分 （＝23 メッツ・時／週）		<u>3 メッツ以上の強度の運動※3</u>を毎日60分 （＝4 メッツ・時／週）	30分以上・持続する	性・年代別に示した強度での運動※5を約3分間継続可能
	18歳未満	―		―		―
血糖・血圧・脂質のいずれかが保健指導レベルの者		医療機関にかかっておらず，「身体活動のリスクに関するスクリーニングシート」でリスクがないことを確認できれば，対象者が運動開始前・実施中に自ら体調確認ができるよう支援したうえで，保健指導の一環としての運動指導を積極的に行う。				
リスク重複者又はすぐ受信を要する者		生活習慣病患者が積極的に運動をする際には，安全面での配慮がより特に重要になるので，まず，かかりつけの医師に相談する。				

※1 「身体活動」は，「生活活動」と「運動」に分けられる。このうち，生活活動とは，日常生活における労働，家事，通勤，通学などの身体活動を指す。また，運動とは，スポーツ等の，特に体力の維持・工場を目的として計画的・意図的に実施し，継続性のある身体活動を指す。
※2 「3メッツ以上の強度の身体活動」とは，歩行又はそれと同等以上の身体活動。
※3 「3メッツ以上の強度の運動」とは，息が弾み汗をかく程度の運動。
※4 年齢別の基準とは別に，世代共通の方向性として示したもの。
※5 性・年代別の体力：全身持久力の基準
　　【男性】　　　　　　　【女性】
　　18−39歳：11.0メッツ　18−39歳：9.5メッツ
　　40−59歳：10.0メッツ　40−59歳：8.5メッツ
　　60−69歳：9.0メッツ　　60−69歳：7.5メッツ

　また，METs は活動・運動を行ったときに安静状態の何倍のカロリー消費をしているかをあらわすが，METs 以外に，脈拍数から身体活動の強度の目安を知ることも可能である。ただし，脈拍数は年齢（最大心拍数＝概ね220−年齢）などによって個人差がある。

表4-10 運動時の脈拍数の目安

強度の感じ方	1分間当たりの脈拍数の目安（拍／分）				
	60歳代	50歳代	40歳代	30歳代	20歳代
楽である	120	125	130	135	135
ややきつい	125	135	140	145	150
きつい〜かなりきつい	135	145	150	165	170

安全で効果的な運動を行うためには，生活習慣病のある人では，「楽である」または「ややきつい」と感じる程度の強さの身体活動が適切であり，「きつい」と感じるような身体活動は避けた方が良い。

（厚生労働省「運動基準・運動指針の改定に関する検討会報告書」より）

V. 水

1. 体内水分の分布

ヒトの場合，一般的には体重の約60%を水分が占めているとされるが，実際には，年齢や性別によって異なり，表5-1に示すように男性で約55〜65%，女性で45〜60%となる。また，体組成にも影響を受け，筋肉量の多い人ほど体水分量は多くなる。

表5-1　体重に対する体水分の割合

年齢 （歳）	体水分量（%）	
	男性	女性
10〜18	59	57
18〜40	61	51
40〜60	55	47
60以上	52	45

この体水分の体内分布を体重に対する%でみると，図5-1に示すように細胞内液に体重の約40%と最も多く，次いで間質液として約15%，血漿として5%となる。このように，細胞内に水分は多く，細胞の形を形成していることがわかる。また，加齢に伴う体水分の減少は，細胞内液の減少に伴うものである。なお，この体水分の10%が失われると健康が脅かされ，20%が失われると生命に危険を来たす。

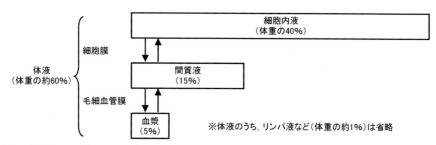

図5-1　体液の区分と体重に占める割合

2. 水の働き

体水分の多くが細胞内にあることかわ分かるように，水は細胞の形を保っている。また，水は物質を溶解する力が強いことから，体水分は，生体内の生理化学反応のための溶媒としての機能を持つ。また，酸・塩基平衡や浸透圧の調節作用も持つほか，水の流動性も加わって，栄養素や老廃物の排泄や消化液の分泌のための運搬機能も持っている。

さらに，水は熱を保持して流動する性質や，体表面からの蒸発によって熱を外界に放散する機能でもって，体温調節のために重要である（図5-2）。

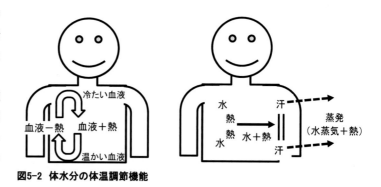

図5-2　体水分の体温調節機能

３．水分出納と水分バランスの調節

　水分平衡の維持は，生体にとって重要であり，健常な人では，体内の水分量が一定に保たれている。図 5-3 は，快適環境下におけるおおよその水分出納（例）を示している。

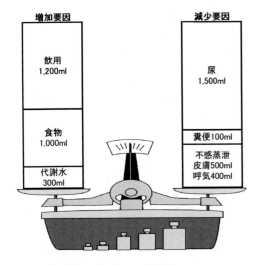

図5-3　快適環境下における成人の水分出納例

表5-2　代謝水の発生量

		(g/100g)
糖	質	56
脂	質	107
たんぱく質		41
アルコール		117

参考
$$C_6H_{12}O_6+6O_2 \rightarrow 6CO_2+6H_2O$$

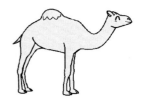

　体水分の増加要因には，飲料や食物摂取とともに摂取される水分のほかに，表 5-2 に示すように，エネルギー生成時に発生する水分（代謝水または酸化水）がある。例えば，らくだは砂漠での重要な輸送手段であったが，これは，らくだの瘤には，水が入っているのではなく，脂肪の塊であり，らくだはこの脂肪を燃焼させることでエネルギーを確保するだけでなく，このときに発生する代謝水によって水分も維持することができるためである。

　一方，減少要因としては，まず尿排泄が挙げられる。尿排泄は，1 日に 1,000ml〜1,500ml 程度排泄される。なお，そのうちの 500ml は，血液中の老廃物の排泄や水分バランスを保つために必ず排泄する必要のある不可避尿量である。その他に糞便中の排泄や，感じることのない皮膚や呼気を通じての蒸発（不感蒸泄）によって 800〜1,000ml の損失がある。なお，発汗は不感蒸泄には分類されず，発汗量に応じて尿量は調節される。

　腎臓は，血液中の水分をろ過し，腎糸球体でろ過される水分は，1 日に約 100ℓ ともいわれ，その 99％が尿細管で再吸収される。このとき，体水分が多いと尿量を増やし，体水分が少ないと再吸収を促進させて尿量を減少させることで体水分量を調節している。

　間脳の視床下部は飲水行動の調節中枢としての機能を持ち，血液の浸透圧の変化を感受する浸透圧受容器が存在する。血液や細胞外液の浸透圧が上昇すると，下垂体後葉を刺激して，バソプレッシン（抗利尿ホルモン）を分泌させ，腎臓の遠位尿細管および集合管に作用して水分の再吸収を促進させることで尿量を減少させる。なお，高齢者で脱水が起こりやすいのは，この視床下部による浸透圧の変化の感知能力が低下するためと考えられる。

4．脱水症

　一般に，生体内で水分が欠乏した状態を脱水と考えるが，厳密には体液が不足した状態のことである。体液は水分だけでなく，各種電解質も溶解していることから，脱水症はその主な状態から高張性脱水症（水欠乏性脱水症）と低張性脱水症（塩欠乏性脱水症）の2種類に分けられる。

　この2種類の脱水症の時の細胞内液・外液の浸透圧ならびに水の移動は，表5-2のとおりである。

表5-3　脱水の種類・原因・細胞内外における浸透圧の状態と水の移動

脱水の種類	原因	浸透圧	水の移動
高張性脱水 （水欠乏性脱水）	・過度の水分損失 ・水分制限	細胞外液＞細胞内液	細胞外←細胞内
低張性脱水 （塩欠乏性脱水）	・大量の水分のみの補給 ・水分と電解質損失後の 　水分のみの補給	細胞外液＜細胞内液	細胞外→細胞内

　高張性脱水は，何らかの理由によって水分摂取が制限されたり，大量の水分損失が発生したときに生じ，細胞内液に比べて細胞外液が高張となる結果，細胞内液の水分が細胞外液に移動する。その症状には，激しい口渇，吐き気，嘔吐，運動失調，尿濃縮などである。

　一方，低張性脱水は，電解質を含まない水分を大量に摂取したときや，水分だけでなく，電解質の損失が極度であるにも関わらず，水分のみの補給を行ったときに生じるものであり，細胞外液のナトリウム損失によって，細胞内液に比べて細胞外液が低張となり，細胞内液へ水分が移行した結果，通常に比べて細胞内液が低張状態になり，細胞内浮腫の状態になるものである。このとき，腎臓では尿細管からの水の再吸収が抑制され，尿への水分排泄が増加する。このときの症状としては，口渇感はないが，倦怠感や立ちくらみが強く，嘔吐や痙攣，低血圧，血清ナトリウムの低下などがみられる。

5．体温調節と水分摂取

　運動によるエネルギー産生の増加や暑熱環境などによって体温は上昇するが，体温の異常な上昇は健康障害を引き起こし，生命に危険を及ぼすこともある。この体温上昇による体調異常を熱中症という（表5-4）。

　外気温の高いところはもちろんのこと，運動によるエネルギー産生で発生する大量の熱を放散させるには，発汗による蒸発が重要である。したがって，体水分量が低下する（水分負債量の増大）ことによって，熱放散システムが追いつかなくなり，体温は上昇していく。体水分は，尿や呼気，皮膚表面からの不感蒸泄によって失われており，運動時にはさらに発汗によって多量の水分を失っている。発汗量は，外気温や湿度はもちろんのこと，運動の強度によって異なるが，歩行では約0.4ℓ/時，マラソンでは1.3〜1.5ℓ/時のペースで失われるともいわれ，1日の最高発汗量は10〜15ℓにもなる。したがって，運動中の水分補給を怠ると，体温上昇を抑えきれなくなってしまう。

表5-4　熱中症の病型・原因・症状および救急処置

病　系	原　因	症　状	救急処置
熱　損　失	皮膚など末梢血管の急激な拡張による血圧低下や脳血流量の減少	血圧低下，顔面蒼白，めまい，速くて弱い脈，失神など	涼しい所へ運び，衣服を緩め，水分補給をする。 足を高くして手足を抹消部から中心部に向けてマッサージする（心臓へ血流や水分を移行させる）のも有効。 水分補給ができない（嘔吐，吐き気など）ときは，病院へ搬送して点滴を受ける。
熱　疲　労	多量の発汗による水分や塩分の不足	脱力感，倦怠感，めまい，頭痛，吐き気など	
熱　痙　攣	多量の発汗で，水分や塩分の損失後，水分のみの補給で起こる血液の塩分濃度の低下（低張性脱水状態）	四肢，腹部などの筋痛を伴う痙攣 （ナトリウム欠乏症状）	生理的食塩水（電解質を含む水分）を補給する。
熱　射　病	過度の体温上昇（40℃以上）による中枢機能異常	意識障害（応答が鈍い，言動異常，意識喪失など）。 死亡率が高く危険。	直ちに全身を冷却する（水をかけてあおぐなど）。 救急車で集中治療の可能な病院へ一刻も早く搬送する。

　さらに，激しい運動では汗によって塩分も同時に喪失することから，水分だけではなく，塩分の補給も大切である。水分だけの補給では，血液の水分量は改善されても，ミネラル濃度は薄くなる。また，運動時に消費された糖質は，外から補給しなくては運動遂行が困難となる。

　そこで，長時間に亘る運動では，その発汗量に併せて水分を補給し，状況に応じて，ブドウ糖液，果汁，スポーツドリンクなどを利用することが大切である。なお，表5-5は，運動時に補給するドリンクのポイントを示している。

　なお，現在はスポーツドリンクとは別に経口補水液も市販されて

表5-5　水分補給のためのドリンクのポイント例

① 溶液濃度は糖質のみの場合は5%，ミネラルのみの場合は0.9%以下
② 脂肪は含まない
③ 単糖類は3%以上含まない
④ ビタミンB群やビタミンCを含む
⑤ クエン酸を糖質利用促進のために加える
⑥ 発汗量に応じて摂取する
⑦ 1回100～200mL，10～15分間隔で摂取
⑧ 8℃前後に冷やしておく

いる。この両者を比較すると，一般的にスポーツドリンクは経口補水液よりも電解質濃度が低く，糖質濃度が高い組成になっている。一方，経口補水液は，一般のスポーツドリンクに比べて当分は少なく，電解質が多くなっている。したがって，用途も異なり，通常レベルの脱水に伴う水分・電解質補給の場合はスポーツドリンクで充分であるが，下痢や嘔吐，発熱，激しい発汗時に水分の経口摂取が困難となり脱水状態に陥りやすくなっている，または，すでに脱水状態になっているときは経口補水液の方が適している。

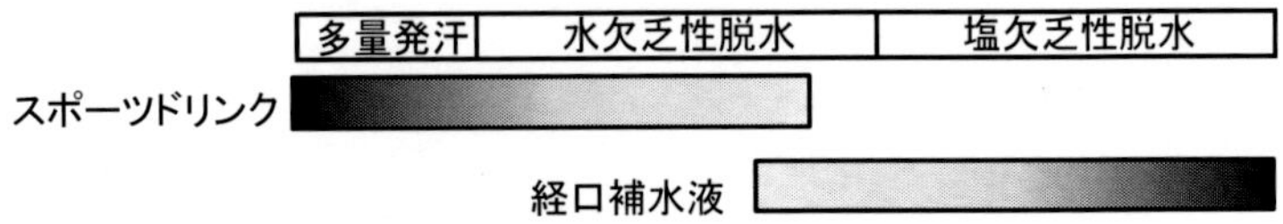

図5-4　スポーツドリンクと経口補水液の用途の違いのイメージ

Ⅵ．食生活と健康

1．予防医学

　図 6-1（図 1-6 再掲）で既に示したように，現在の我が国の疾病構造では生活習慣病が上位を占めている。生活習慣病の発症要因は，食生活を含む様々な生活習慣の歪みに起因することから，感染症と異なって，その発症には比較的長い期間を要するだけでなく，一度罹患するとその治療に要する期間も長くなり，場合によってはその後の生活の質（QOL：Quality of life）にも大きな影響を及ぼす。その例として，「平成 12 年度介護サービス世帯調査の概況」によると，要支援および要介護者における介護が必要となっ

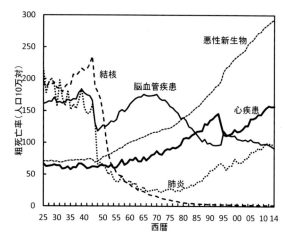

図6-1．　主要死因別粗死亡率の年次推移（1925年〜2014年）
（厚生労働省：人口動態統計より）

た主な原因でも，脳血管疾患をはじめとした生活習慣病が 3 割以上を占めていることから，いかに生活習慣病の予防と対策が重要であることがわかる。ここで重要となるのが，"予防医学"の推進である。

　予防医学は，既に発症してしまった症状を治療する"治療医学"と時として対立的に用いられるもので，主として健康増進と発症前の疾病予防を目的とした医学である。とはいえ，予防医学は表6-1 に示すようにいくつかの区分・段階がある。

　生活習慣病予防は，その発症を予防する必要性があることから，とくに第一次予防・第一段階が重要となり，若い時代から生活習慣の改善のための栄養教育や健康教室などの推進が望まれる。これら生活習慣病は，かつては成人病と呼ばれていた疾患であるが，その呼称を変更した理由も，ある意味，一次予防・第一段階の考え方に基づいたものである。生活習慣病の発症や進行には，加齢によるものが多いと考えられてきた（例えば，加齢に伴って血中コレステロール値や空腹時血糖値が上昇してくる）。その一方で，これらの疾患の発症には，生活習慣が大きく関与していることが明らかになっている。言い換えると，先に記したようにこれら慢性疾患は，感染症のように短期間で，ある日突然発症するものではなく，若いころからの食生活や運動，睡眠，喫煙，飲酒，ストレスなどの生活習慣の歪みが長年にわたって積み重なった結果，発症することが多いものである。また，この乱れた生活習慣の結果，子どもであってもこれらの疾患と同じような症状が増加してきたことから，これらの疾患は，「生活習慣によって起きる」ということ，さらには「適切な生活習慣で予防が可能である」ということを広く理解してもらうという意味を込めて，1996 年（平成 8 年）に「生活習慣病」と名称変更がされたのである。

表6-1. 予防医学における予防手段の適用段階

予防医学	予防手段の段階		対策・その他備考
第一次予防	第一段階	健 康 増 進	・各種教室, 指導, 相談など 　（栄養指導, 健康教室など）
	第二段階	特 異 的 予 防	・予防接種, 環境衛生改善, 特殊栄養食品供給, 事故防止 　原因の除去, 職業病予防, 感染防止など
第二次予防	第三段階	早 期 発 見 早 期 治 療	・スクリーニング（健康診断, 検診など）, 早期治療など 【目的】 　a. 治療および疾病の進行予防 　b. 合併症および後遺症の予防 　c. 機能低下機関の短縮
第三次予防	第四段階	悪 化 防 止	・疾病の進行を阻止し, 合併症の進展を予防するための治療 ・機能障害の進行を防止するための施設提供
	第五段階	リ ハ ビ リ	・残存能力の最大限利用のための再訓練や教育のための施設 ・社会復帰者の再雇用のための市民や企業への教育 ・完全雇用と適正配置

2．生活習慣病の予防

1）循環器疾患と脂質摂取

　図6-1における心疾患と脳血管疾患の死亡率の推移を比べたとき，1970年頃を境に脳血管疾患の死亡率は減少に転じた一方で心疾患は増加を継続している。しかし，脳血管疾患を病類で大きく分けると，脳の血管が破れる脳出血と，脳の細動脈が詰まる脳梗塞に分けられる。この両者の死亡率の2004年までの年次推移をみると，脳出血は減少したものの，脳梗塞は心疾患と同じように増加している（図6-2）。つまり，心疾患と脳梗塞は，詰まりを起こした血管部位が異なるだけで，その原因は非常に似ていることが予測される。

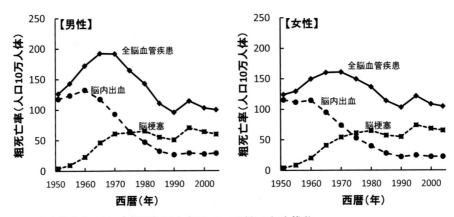

図6-2 脳血管疾患の性・病類別粗死亡率（人口10万対）の年次推移

（厚生労働省：2004年　人口動態統計特殊報告より）

その原因として考えられるものに，脂肪の摂取が挙げられる。図 6-3 に示すように，エネルギーの摂取そのものは，1946 年の 1,873 kcal からさほど増加していない。しかし，三大栄養素の摂取エネルギー比は，食生活の欧米化で知られるように，戦後間もないころの糖質摂取エネルギー比は80.3％であったのが，1985 年以降は，ほぼ60％と減少し，とくに脂質摂取エネルギー比が 7.0％から約 26％と大きく様変わりしている。さらに，脂質摂取における食品の構成をみると，とくに動物性脂質の摂取の急増が際立っている（図 6-4）。

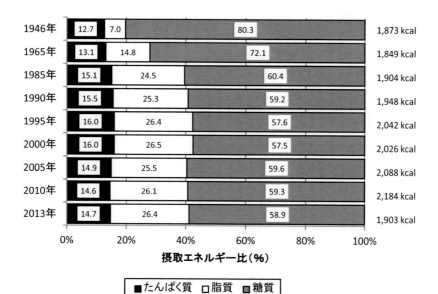

図6-3. 1人1日あたりのエネルギー摂取量と三大栄養素の摂取エネルギー比の推移
（厚生労働省：「国民健康・栄養調査（国民栄養調査）」等より）

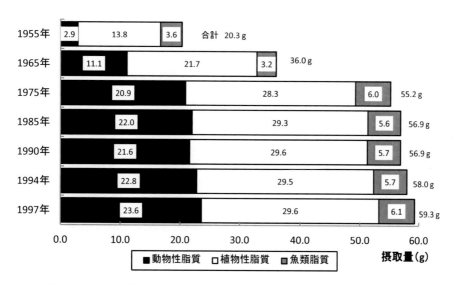

図6-4. 脂質摂取の食品構成

三大栄養素の脂質の項で記したように，陸生動物の脂肪の構成においては飽和脂肪酸が多い。ヒ

トも陸生生物であることから体脂肪を構成する脂肪酸は，肉類と同様に飽和脂肪酸が多いため，これらの食品からの脂肪摂取の増加は，血中コレステロールや中性脂肪濃度の上昇要因となる。

そこで，注目されたのが魚由来の脂質，中でもイコサペンタエン酸（EPA）およびドコサヘキサエン酸（DHA）の効果である。この研究の始まりは，1972年のH. O. BangとJ. Dyerbergによるデンマーク人とイヌイットでの比較調査からとされている。

図6-5に示すように，心筋梗塞の発症率が，デンマーク人の40%以上に対してイヌイットでは4%未満と低かった。その背景として，すべての年齢層で，デンマーク人よりもイヌイットの方が血中コレステロールやトリグリセリド濃度が，各年齢層で低くなっていたことから脂質摂取に着目し，EPAやDHAの効果にたどり着いたのである。

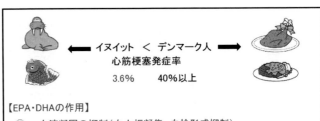

図6-5. EPA・DHAの効果研究のはじまり

2）食習慣の改善の意識付け

食育基本法の制定，栄養教諭制度の発足に伴い，幼い頃から食育が行われるようになったことにより，漠然とではあったとしても正しい食習慣の在り方についてある程度の知識を持った人が増加している。ただ，問題は実際に行動する（行動変容）ことであり，"知識と実践は別"では効果はない。

図6-6は，大学4年生を対象に，4年前（入学当初）と比べて食習慣がどのように変化したかをアンケート調査し，設問項目ごとに5段階で得点化したうえで満点に対する合計得点の割合（%）でもって食習変化得点としたものと，血清コレステロールの相関を調べたものである。その結果，食習慣変化得点が高い（変化が好ましい）と血清総コレステロール濃度の間に有意な負の相関関係が認められている。

同様に，インスリン抵抗性を示すHOMA-R値（homeostasis model assessment insulin resistance：［空腹時血糖×血中インスリン］÷405で算出され，2.5以上でインスリン抵抗性がある，すなわちインスリンの効き方が低下していると判定する）との相関を調べた結果においても有意な負の相関関係が認められている（図6-7）。

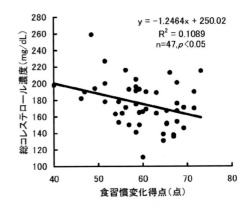

図6-6. 総コレステロールと食習慣変化評点
食習慣変化評点は，4年前と比べた食習慣の変化に関するアンケートを大学4年生に実施し，各項目を5段階で得点化し，満点に対する合計得点（%）を評点とした。

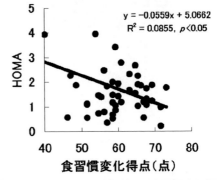

図6-7. インスリン抵抗性評価と食習慣変化評点
食習慣変化評点は，4年前と比べた食習慣の変化に関するアンケートを大学4年生に実施し，各項目を5段階で得点化し，満点に対する合計得点（%）を評点とした。

3）肥満と疾病

（1） 肥満の問題と肥満判定

　図 6-8 に示すように，体脂肪率とインスリン抵抗性の間には正の相関があり，肥満インスリン非依存型糖尿病（Ⅱ型糖尿病）の発症要因である。また，そのほかに代謝系に対しては，脂質異常症や高尿酸血症（痛風）などの要因となり，また循環器系に対しては高血圧症や動脈硬化，ひいては虚血性心疾患や脳梗塞などの要因となる。したがって，生活習慣病予防のためには，食生活や運動習慣を見直すことによって肥満を予防する必要がある。

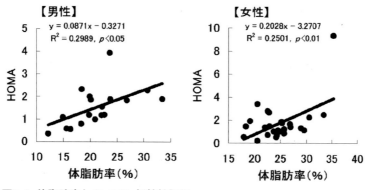

図6-8. 体脂肪率とインスリン抵抗性評価

　しかし，図 6-9 に示すように，女性においては肥満者の割合が，とくに若年層では減少しているものの，男性における肥満者の割合は，ほぼ全年齢階級で増加している。これは，とくに生物学的に生活習慣病には男性の方が罹患しやすいといったことも考慮すると非常に問題であり，早急に対策が必要である。

　成人の肥満の判定には，通常 BMI（Body Mass Index）が利用される。BMI は，体重（kg）÷身長（m）^{2}で計算され，標準的な体脂肪量と高い正の相関関係にあるため，身長に対する適正体重を評価・判定する体格指標として用いられており，表 6-2 のように BMI<18.5 を "低体重（やせ）"，18.5〜25 未満を "ふつう"，25≦

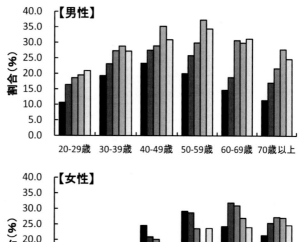

図6-9. 年齢階級別（20歳以上）肥満者（BMI≧25）の割合の年次比較
（厚生労働省：「平成26年国民健康・栄養調査」より）

BMI を"肥満"と判定し，その中でも 20〜23 を"適正"，さらに男性では BMI＝21.9，女性では BMI＝22.1 のときに最も疾病が少ないという疫学調査の結果から，BMI＝22 を"最適"として用いられている。したがって，自分の適正体重を計算する場合は，"22×身長（m）×身長（m）"で計算すれば良い。

表6-2. BMIによる判定基準

BMI(kg/m^2)	判定
18.5未満	低体重
18.5以上25.0未満	普通体重
25.0以上30.0未満	肥満1度
30.0以上35.0未満	肥満2度
35.0以上40.0未満	肥満3度
40.0以上	肥満4度

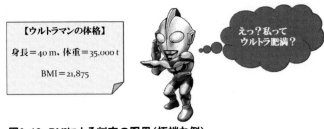

図6-10. BMIによる判定の限界（極端な例）

しかし，BMI だけで判断するにも問題がある。筋肉と脂肪は，同じ体積であれば筋肉の方が重いため，筋肉質の人は BMI が高めになる傾向がある（図 6-10）。また，肥満が様々な疾患（とくに生活習慣病）のリスクになることは先に触れたが，この肥満の問題は，たんに体重が超過しているということだけではなく，最も問題となるのは体脂肪が必要以上についていることである。すなわち，体脂肪の測定が大切である。

表 6-3 には，体脂肪率による評価基準を示している。近年，体脂肪率の測定機器は家電店やホームセンターで安価に購入が可能となっている。これらの測定機器は，インピーダンス法といい，微弱電流を流し，水分を含まない体脂肪と水分を含む筋組織での電気抵抗の違いから測定するものである。この測定機器には，体重と一体になったものと，たんに手に持って測定するものがあるが，この両者で測定値に違いがある。体重計と一体になったものは，主として下半身に電流を流すため，下半身の状態を反映し，水分が重力等で下がる夕方の方が朝に比べて数値が低くなる。一方，手に持って測定する機器の場合は，主に上半身の状態を反映し，朝の測定値の方が夕方に比べて低くなる傾向にある。ただし，この特性を理解したうえであれば，決まった時刻に同じ条件で測定することで，自分の体脂肪の状態変化を判断することができる。

表6-3. 体脂肪率の判定基準

男性の体脂肪率判定			
年齢区分	軽度肥満	中度肥満	高度肥満
6〜8	20%	25%	30%
9〜11	20%	25%	30%
12〜14	20%	25%	30%
15〜18	20%	25%	30%
成人	20%	25%	30%

女性の体脂肪率判定			
年齢区分	軽度肥満	中度肥満	高度肥満
6〜8	25%	30%	35%
9〜11	25%	30%	35%
12〜14	25%	30%	35%
15〜18	30%	35%	40%
成人	30%	35%	40%

（2） メタボリックシンドローム

　肥満（基礎疾患に伴う二次性肥満を除く）を大きく分けると，図6-11に示すように，皮下脂肪型（洋梨型）と内臓脂肪型（リンゴ型）がある。

　とくに内臓脂肪の蓄積は，動脈硬化の促進因子である。そこで内臓脂肪型肥満に，高血糖，高血圧，脂質代謝異常などの動脈硬化危険因子を複数併せ持った状態のことをメタボリックシンドロームという。そこで，メタボリックシンドロームの診断は，体重や腹囲（へそ回り），血清脂質，血糖値，血圧など関連した項目の評価で行う（図6-12）。なお，このメタボリックシンドロームの診断基準は，疾病が発症する前の状態であり，事前に把握して対処することによって，生活習慣及び肥満による疾病のリスクが低減される。

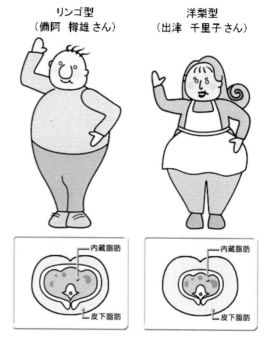

リンゴ型
（備阿　樽雄 さん）

洋梨型
（出津　千里子 さん）

図6-11. 肥満のタイプ

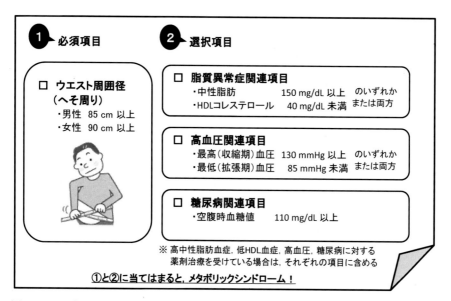

図6-12. メタボリックシンドロームの診断基準

　メタボリックシンドロームの診断基準の第一段階は，ウエスト周囲径の測定であるが，男性85cm，女性90cmは，内臓脂肪面積が男女ともに100 cm² 以下に相当する。しかし，このウエスト周囲径の測定による判定にも問題点はある。それは，形態学を無視しているともいえるたからである。言い換えれば，身長165cmの男性のウエスト周囲径84.9cmを「問題なし」とし，身長が190cmもある男性のウエスト周囲径85.1cmを「問題あり」として良いかということである。そこで，「ウエスト／ヒップ比」も確認しておくことが勧められる（表6-4）

表6-4. ウエスト／ヒップ比での判定

性　別	内臓脂肪型 （リンゴ型）	皮下脂肪型 （洋梨型）
男　性	1.0 以上	0.7 未満
女　性	0.8 以上	
備　考	腹部に脂肪がつき，内臓脂肪が多い状態。男性や中高年女性に多くみられ，脂質異常症，高血圧，動脈硬化，糖尿病，心臓病の危険度が高い。	臀部や大腿部に脂肪がたまった状態で，女性に多くみられる。

(3)　肥満予防・解消のための減量

　まず，"ダイエット"という言葉について，本来の"diet"とは，"日常の飲食物，食事，食物，規定食，治療食，食事療法"を意味するものであり，直接"減量"を意味するものではないが，ここでは便宜上，日本で通常使われる"ダイエット"として記す。

　ダイエットを行う前に，本当にそれが必要なのか確認する必要がある。とくに若年女性では，女優やモデルの体型に憧れた痩身願望が問題となっている。肥満が，悪性新生物（癌）や心疾患，脳血管疾患などのリスクを高めることはよく知られているが，痩せすぎの場合にもこれらのリスクが高まる可能性も指摘されている。さらに，若い時代に極端なダイエットを繰り返すことによって，貧血や免疫力の低下だけでなく，将来的には骨粗鬆症や不妊症，低体重児の出生など様々な健康問題を引き起こす。

　体重減少の特性についても理解が必要である。ダイエットを開始したとき，図6-13のイメージのように最初のころは順調に体重も減少するが，しばらくすると減少が滞ることがある。この原因は，"体重のセットポイント説"で説明される。体には，いくつかのセットポイント機能がある。たとえば，体温を一定に保つためのセットポイントでは，基礎体温（セットポイント）

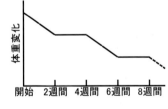

図6-13. 体重減少のイメージ

よりも体温が上昇すると，発汗，血管拡張による熱放散促進，エネルギー産生低下などによって体温を下げる方向に反応し，逆に基礎体温よりも体温が低下するとエネルギー産生上昇，血管収縮による熱保持などで体温を上昇させる。体重についてもセットポイントがあり，成長が終了した成人においては，ある程度長い期間でセットポイントが形成され，その体重を参考として維持するように代謝が調節されると考えられている。人間の長い歴史では，いかにして食物を得るかが重要な問題であったことから，セットポイントを設定し，体重減少として現れる飢餓に対して抵抗するようになっている。つまり，ダイエットを開始して体重が減少しても，セットポイントは高いままであるため，そのうち元の体重に戻す（体重を上げる）ための節約反応（エネルギー消費減のための筋肉分解，細胞の活性低下，脂肪蓄積促進など）が起こり，体重減少が滞る。この体重減少の停滞期を乗り越え，セットポイントが下がってくれば，再び体重減少に転じる。このように，体重の減少は本来階段状となる性質がある。しかし，この体重減少の停滞期の間に，とくに食事量を極端に減らしてのダイエットの場合，そのつらさに耐えられなくなり，見かけの体重で妥協してダイエット

を中断しても，セットポイントは高いままで
あるため，元の体重に跳ね返ってしまい，脂
肪蓄積も促進されていることから，時として
ダイエット前の体重を超過してしまうことが
ある。これが"リバウンド現象"である。

　このような，無理なダイエットを繰り返す
と，ダイエットのたびに筋肉量は減少する一
方で体脂肪が残り，体重のわりにぽっちゃり
とした状態，いわゆる"隠れ肥満（サルコペ
ニア肥満）"を招いてしまう。この隠れ肥満の
状態が，図6-14である。隠れ肥満かどうかの
確認は，X軸にBMI（普通範囲＝18.5以上，
25未満），Y軸に体脂肪率（成人女性の場合
30％以上を軽度肥満）でプロットしたとき，
BMIは普通範囲でありながら体脂肪率では
軽度肥満の者が該当する。

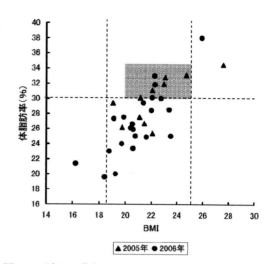

図6-14. 隠れ肥満（サルコペニア肥満）
被験者は，同意を得た健康な女子大学生であり，2005年調査が
12名，2006年調査が21名の合計33名である。

　一般には，摂取エネルギー量が消費エネルギー量に比べて多いとき，余分のエネルギー源が脂肪
に形を変えて蓄積される（図6-15）。とくに競技スポーツのように激しい活動を行っていない場合，
一日の消費エネルギーの大半は基礎代謝である。また，脂肪組織はあまりエネルギー消費をしない
ことから，この基礎代謝に大きく影響するのは筋組織である。したがって，正しいダイエットは，
筋肉量を維持することが重要なポイントとなる。このとき，摂取エネルギー量が消費エネルギー量
に比べて非常に多いのであれば，食事量を見直す必要があるが，図6-15に示すように，摂取エネル
ギー量が極端に少ない場合でも体脂肪率が高い状態にある場合が多い。

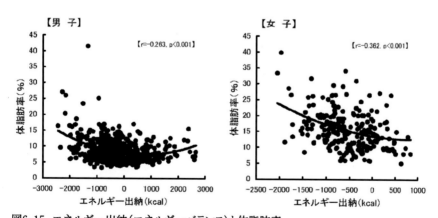

図6-15. エネルギー出納（エネルギーバランス）と体脂肪率
2000年度および2001年度の高校生を中心としたスポーツ選手（男子502名，女子227名）
［エネルギー出納］＝［摂取エネルギー量］－［消費エネルギー量］
摂取エネルギー量は"食物摂取頻度調査法"による食事調査から，消費エネルギー量は，習慣的な1週
間の活動内容を聞き取り，強度別5段階に分類した生活活動調査からの推定である。

　したがって，安易に食事量を減らすよりも，運動によって消費エネルギー量を増やすことを考え
るべきである。たしかに，食事量を減らすことは体重減少に有効ではあるが，食事量を減らしただ

けで運動を行わないと，図 6-16 に示すように，筋組織が減少（病理学的には"廃用性萎縮"）。仮に，個体の死と細胞の死が同時であるなら臓器移植は成り立たない。したがって，個体の死と細胞の死は別物である。この細胞の死を招く要因の一つにエネルギー供給ができなくなるということが挙げられる。細胞は，エネルギー供給が停止すると瞬時に死滅する。そのため，エネルギー摂取量が減少した場合，節約遺伝子のスイッチがON になり，細胞は活性を低下させるだけでなく，摂取したたんぱく質も筋組織構築に利用しないでエネルギー源として消費し，筋たんぱく質をも分解してエネルギー供給を確保する。これは，自動車の排気量と燃費の関係で理解できるであろう（図 6-17）。

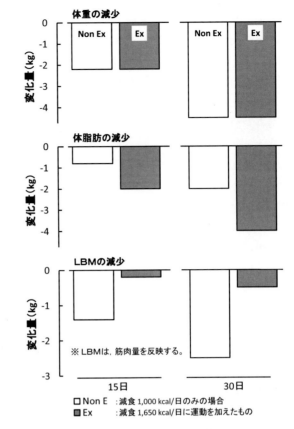

図6-16. 減食のみと運動を加えた原料の比較

（鈴木他：体育科学, 31-38, 1976）

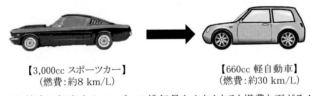

【3,000cc スポーツカー】　　　　　【660cc 軽自動車】
（燃費：約8 km/L）　　　　　　（燃費：約30 km/L）

※ 筋肉に相当するエンジンの排気量を小さくすると燃費も下がる！

図6-17. エネルギー消費節約と筋肉の関係（車でのたとえ）

Ⅶ. 栄養ケア・マネジメント

1. なぜ栄養ケア・マネジメントについて学ぶのか

　日本は，諸外国に例をみないスピード進行している高齢化に伴って，国民の医療や介護の需要がさらに増加を続けている。厚生労働省は，2025年を目途に，高齢者の尊厳の保持と自立生活の支援を目的として，可能な限り住み慣れた地域で，自分らしい暮らしを人生の最期まで続けることために，住まい・医療・介護・予防・生活支援を一体的に提供する地域の包括的な支援・サービス提供体制（地域包括ケアシステム）の構築を推進している。この地域包括ケアシステムの構築は，今後，認知症高齢者の増加が見込まれることから，認知症高齢者の地域での生活を支えるためにも重要である。

　地域包括ケアシステムの5つの構成要素は，住まい・医療・介護・予防・生活支援である。とくに高齢者の場合は，要介護と同時に疾病を有していることが多い。したがって，地域における医療・介護の関係機関が連携し，在宅医療と在宅介護を別々に捉えるのではなく連動するものとして，包括的かつ継続的な在宅医療・介護の提供を行うことが必要である。そのため，関係機関が連携し，多職種協働による在宅医療・介護の一体的な提供体制を構築が必要である。

　栄養・食生活は，多くの生活習慣病との関連が深いだけでなく，介護予防の点でも密接な関連がある。また，生活の質との関連も深いことから，健康・栄養状態の改善を図るとともに，人々が良好な食生活を実現するための個人の行動変容及びそれを支援する環境の確保が必要である。栄養に関する専門家は管理栄養士であるが，最も患者や介護サービス利用者と直に関わるのは看護師であったり介護福祉士等であることから，これらの専門職の者が，対象者の食事摂取状況等の情報を入手する機会が多く，それらの専門職域からの情報が的確に管理栄養士に伝われば，早期に疾病の悪化や要介護状態となることを防ぐことができる。なお，これは地域包括ケアシステムだけのことではなく，病院や高齢者福祉施設などの中でも同じであり，このもっとも最たるものが，病院内における栄養サポートチーム（NST：Nutrition Support Team）であり，これには医師，管理栄養士はもちろんのこと，看護師，薬剤師，歯科医師，歯科衛生士，理学療法士，作業療法士，言語聴覚士，臨床心理士などのほか，場合によっては事務職も加わり，ひとり一人の栄養ケアについて吟味する。

2. 栄養ケア・マネジメントの概念

1）栄養ケア・マネジメントの目的

　まず，"マネジメント"とは，ある目的を達成するために人々を動かしていくための活動，人々がある目的を達成するために，業務の方法や手順などを効率的に行われるようにする活動である。

　つぎに，"栄養ケア（nutrition care）"とは，健康な人，栄養状態が悪くなりそうな人，栄養状態に問題を抱える人に対して，栄養支援（栄養補給，食事提供，栄養指導など）を通じて，より良い状態へ改善させるための実践活動である。また，"栄養マネジメント"とは，個人や集団の栄養状態を把握し，栄養学的な問題を改善するための活動であり，すべての人を対象に栄養状態を客観的に

評価・判定して，その状態に対応した栄養教育を行ったり，望ましい食生活の実践を支援したり，適切な栄養補給をすることなどによって，栄養状態をより良く改善し，目的に応じた体力づくりを目指す活動である。

　したがって，"栄養ケア・マネジメント"の目的は，食を通じて人々の健康の維持・増進と疾病の予防・治療を行うことにより，ADL（activities of daily living：日常的生活動作）や QOL（quality of life：生活の質・精神的満足感）を向上するように支援することとなる。

２）栄養ケア・マネジメント概略

　マネジメント実施におけるプロセスの基本は，PDCAサイクル（図7-1）である。これは，1950 年代に提唱された品質管理に関する概念であり，この考え方が栄養ケア・マネジメントに導入され，今日の改善プロセスとして確立されている。栄養ケア・マネジメントにおいては，このサイクルを繰り返すことで，より個人に適した質の高い栄養ケアが提供できる。

　さらに，対象者の課題（ニーズ）を解決するためには，段階的な評価を繰り返し，取組内容を変更するなどの継続的な改善を行う必要がある。

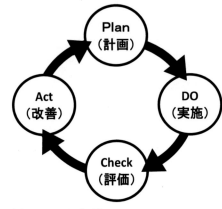

図7-1. PDCAサイクル

　PDCA サイクルの各段階に栄養ケア・マネジメントの内容を重ねると，『"Plan"は，対象者の栄養評価の結果，栄養問題に対して改善計画を立て，"Do"として，その計画に基づいて栄養支援（栄養素補給，食事提供，栄養指導など）を実施する。次に，"Check"として計画実施後に，その内容が結果に対してどのような影響を及ぼしたのかを評価すし，"Act"では，評価結果に基づいて，目標や計画などを改善する。』となる。

　しかし，実際にこのPDCA サイクルを行うにあたって，とくに"Plan（計画）"や"Check（評価）"においては，現段階の栄養状態を把握しておかなくてはならない。これを含めた栄養ケア・マネジメントの概略をまとめると，図7-2 のようになる。

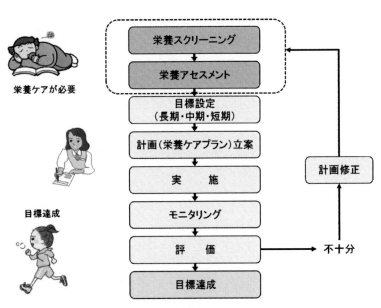

図7-2. 栄養ケア・マネジメントの流れの概略

3）栄養ケア計画の立案

　栄養ケア・マネジメントを実施するにあたっては，栄養リスク保有者の問題に対して，解決すべき問題点の優先順位，改善目標，手段・方法などを協議し，決定した内容を明文化した“栄養ケア計画（栄養ケアプラン）”の作成が必須である。これに付随して，主に栄養ケアプランにおける手段と方法などの手順を示した栄養ケアプログラムの作成 を行う。

　また，先に記したように，栄養ケアプランは，「栄養リスク保有者の問題」に対するものであり，その解決すべき問題点の「優先順位を決定」するためには，対象となる個人や集団の健康状態や栄養状態を，さまざまな栄養指標（身体計測，生化学検査，臨床診査，食事調査など）によって得られる情報を基に，総合的に評価・判定する“栄養アセスメント”が的確に行われていることが前提となる。なお，個別の栄養アセスメント（結果）から，栄養問題と関連する要因を抽出し，解決すべき問題や課題の優先順位を明らかにするためには，身体的，心理的，社会的側面などを含めた多面的検討が必要である。さらに，対象者自身が健康や栄養問題に気付き，行動変容を起こすためには，専門職者からの問題抽出ではなく，当事者の自己分析や振り返りが重要である。

　その後の栄養ケアプランの作成では，対象者を含めた関連職種が協議し，対象者にとって実行可能な具体的内容としなければならない。このときには，5W1H に従って，“いつ（When）”，“どこで（Where）”，“誰が（Who）”，“何を（What）”，“なぜ（Why）”，“どのように（How）”実施するかを明文化したものとなる。

4）栄養ケア計画の実施

(1)　目標

　栄養ケア計画では，対象者に適した目標設定が必要となる。この目標を設定するときの原則は，表 7-1 の通りである。さらに，例えば食事提供のように，専門職域が実施するものは別として，栄養教育による食生活の改善

表7-1　目標設定の原則

①　具体的に実行可能な目標である

②　複数の目標がある場合には，優先順位をつける

③　実施期間に適した目標である

④　目標設定は対象者が主体的に行うことが重要

のためには，対象者自身が健康や栄養問題に気付き，実際の行動変容に結びつかなくてはならない。そのため，カウンセリングの基本に則って，目標設定は対象者が主体的に行うことが重要である。

　また，目標の設定は，「あるべき姿（最終目標）」 といえる“長期目標”だけでなく，長期目標を達成するための「当面やるべきこと（段階的目標）」といえる“短期目標”や，「進捗状況確認」といえる“中期目標”など，段階的・期間的な目標設定が必要である（表 7-2）。

表7-2　段階（実施期間）別目標

段階	概要
短期目標	実施期間は1〜3ヶ月以内とし，対象者が期間内に最も達成しやすい内容を目標とする。さらに，具体的な内容を明記する。
中期目標	長期目標を達成するための対象者の目標であり，短期目標を5〜6ヶ月間継続した際の達成目標でもある。 なお，介護保険制度における栄養ケア・マネジメントの場合，中期目標を設定しない場合もある。
長期目標	長期目標を達成するために設定した短期目標・中期目標が達成できた際の目標である。 介護保険制度における栄養ケア・マネジメントの場合，長期目標は6ヶ月後の目標となる場合もある。

（2）　栄養補給法の選択

　栄養補給は経口摂取が中心となるが，対象者の摂食機能，咀嚼・嚥下機能ならびに消化・吸収機能などを考慮して栄養補給法と食事形態を選択しなくてはならない。このときの栄養補給法には，図 7-3 のような方法があり，表 7-3 について留意して決定する。

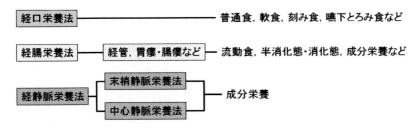

図7-3　栄養補給法の種類

表7-3　栄養補給法決定時の留意点

種類	留意点等
経口栄養法	上部消化管に閉塞性病変がなく，咀嚼・嚥下機能や消化機能が保持されている者が対象。問題のある場合は，経口摂取が可能な食事形態を工夫して栄養素を補給する。自然な生理的栄養補給法であるため，食欲と味覚が満たされ，精神的満足感が得られやすい。
経腸栄養法	歯牙の欠損や咽頭・喉頭部の機能不全による咀嚼・嚥下機能の低下，あるいは食道部の機能低下・障害がある場合に行う。鼻腔から管を挿入する方法（経管栄養法）や，胃や腸に胃瘻あるいは腸瘻を増設する方法などがある。
経静脈栄養法	摂食ならびに消化・吸収機能に障害を有する場合には，末梢あるいは中心静脈を経由する栄養補給を行う。 短期間の栄養補給には，末梢静脈栄養法が適応となることが多く，長期の場合は中心静脈栄養法の適応となることが多い。 なお，経静脈栄養法は，経腸栄養法に比べて感染症になりやすいことや腸粘膜の委縮などのデメリットがある。

（3）　栄養教育および多職種連携

　栄養教育では，対象者が自発的に食物選択や食行動・生活習慣を修正・管理する（行動変容）よう知識や技術の習得を支援することが重要である。つまり，対象者自身が現状を見直し，セルフケアの重要性を認識するよう，栄養カウンセリングを行う必要がある。

　管理栄養士は，対象者に適した食物選択や食事形態の調整などの栄養状態に関わる知識や技術を指導することや，身体状況に応じた食事提供に関する支援は可能である。しかし，対象者自身の身体状況や心理的な問題，経済状態，生活環境の整備や社会資源の活用等に関する情報提供やサポートには他の職種の協力が必要になる（対象者の栄養状態を包括的に改善するためには，多職種連携による栄養ケアが求められる。

　対象者の身体状況や治療，リハビリなどについては，医師，歯科医師，薬剤師，看護師，理学療法士，作業療法士，言語聴覚士，臨床心理士といった医療分野の専門職の協力が必要である。また，対象者を取り巻く環境づくりや社会的支援については，社会福祉士，介護福祉士，介護支援専門員などの福祉分野の専門職の協力が欠かせない。このように，多職種で連携することは，それぞれの専門領域の視点からの情報収集や助言を得るために必要である。加えて，カウンセリングの開始は，カウンセラーと対象者との間の信頼関係の構築（ラポールの形成）である。多職種で連携することは，その対象者の人となり，おかれた環境や状況などの基礎情報の入手にも役立つ。

（4） モニタリング・評価および経過記録

　モニタリングは，継続的に栄養ケアプランの進捗状況を把握して，改善目標に対する達成状況や効果を評価する中間評価であって，最終評価とは異なる。モニタリングでは，栄養アセスメント指標を用いて栄養ケアプランの効果を明らかにするものであり，望む結果に到達させるためには，この段階での評価が重要であり，現状の実施状況では，望ましい効果が得られないと判断されるのであれば，計画内容や目標を再検討して実行可能なプランに変更しなくてはならない。

　個人に適合した質の高いマネジメントを実施するためには，問題がどのように改善されたかプラン自体を評価してプログラムの改善に取り組むことが求められる。なお，関連職種で情報を共有して評価・検討することは，各職域の業務改善にフィードバックされ，より質の高い改善につながる。

　栄養ケア・マネジメント評価の目的は表7-4の通りである。この評価は，構造，経過，影響，結果の各段階での目標に対して行うことが可能であり，評価対象は，対象者，家族，栄養計画内容，サービス提供者等必要に応じて設定する。

表7-4　栄養ケア・マネジメント評価の目的

① 実施上の問題点を検討し，改善点を見つける。

② 有効性，効果，効率を明らかにする。

③ 業務の標準化や理論化を行う。

　評価の前提として，計画や実施内容が的確に文書化され，関連職種などの役割が明示されていることが必要である。そこで，どのような項目を評価対象とするのかを予め検討して計画を作成しなくてはならない。なお，栄養ケア・マネジメントの効果を評価するための指標では，栄養アセスメントで問題となった項目を用いる場合が多く，客観的評価を行うためには，実施内容に関する記録が必要である。この経過記録にはカルテと同じように，SOAP（Subjective data, Objective data, Assessment, Plan）の考え方を用いる（表7-5）。

表7-5　SOAPの考え方を用いた記録例

氏名		○× ○子		生年月日		○○○○年○○月○○日		年齢	20 歳
性別	女	身長	156.0 cm	体重	43.0 kg	BMI	17.67	体脂肪率	29%

日時	区分	内容	担当
	問題点	適正範囲の体重を目指す（45 kg：BMI≒18.5）	
	S	・理由はわからないが，いつも疲れやすく，体がだるい ・生理不順（生理のないときもある） ・朝は，中学生の頃から食べない ・高校生の頃から何度かダイエットを行った ・一人暮らしで，あまり料理はしない ・面倒で，お菓子やパンだけで済ませることもある ・昼食は学食で，野菜サラダやうどんで済ませる ・肉や魚は嫌いで，ほとんど食べない	本人
○○年○月○日 10:00	O	・身長160 cm，体重43 kg，BMI 16.80 kg/m^2 ・体脂肪率29% ・上腕周囲径 22.0 cm，上腕三頭筋皮脂厚 13.0 mm ・上腕筋面積 19.0 cm^2 ・Hb 11.2 g/dL，Ht 34%	管理栄養士 看護師
	A	・明らかな低体重であり，貧血傾向もある ・体重のわりに体脂肪率は高い（サルコペニア肥満？） ・食事が不規則で，必要量の栄養摂取ができていない ・食事に対する関心が薄い ・体調不良の原因に気づいていない	管理栄養士
	P	・3日間の食事記録をつけ，自分の食生活を振り返る ・1日に必要な栄養量や食事バランスを指導する ・少なくとも主食と主菜のある朝食を毎日食べる ・食事バランスガイドを参考に毎日主菜をとる ・一定条件で毎週体重を測定する ・3ヶ月間で体重を2 kg増やす	本人 管理栄養士 本人 本人 本人 本人

S：Subject（主観的情報：対象者の主訴，病歴等）
O：Object（客観的情報：身体計測や検査から得られた情報）
A：Assessment（評価：診断やOやSから考えられること）
P：Plan（治療方針，内容，生活指導など）

Ⅷ. 栄養評価（栄養アセスメント）

1. 栄養アセスメントの前に（栄養スクリーニング）

　栄養スクリーニングは，対象者の栄養リスクを判定するために，栄養アセスメントの前段階に行われる"ふるい分け"であり，簡便なスクリーニング項目を用いて，対象者の栄養的なリスクの有無を判定する。このスクリーニングによって栄養リスクがあると判断された場合，詳細な栄養アセスメントを実施する。

　スクリーニングは"ふるい分け"の段階であることから，簡便で侵襲性がなく，妥当性や信頼性が高いものを用いて行う必要がある。近年では，栄養スクリーニングには，SGA や MNA などが用いられることが多い

　SGA は，最も簡便で広く用いられている方法であり，病歴と簡単な身体状況のみを用いて栄養状態を主観的・包括的に評価する方法である（表 8-1）。外来診察で入手可能な簡単な情報のみで，栄養障害はもちろん，創傷の治癒遅延や感染症などのリスクのある患者を正確に予測できるという評価を得ている。

表8-1　SGAの概念と傾向および特徴

概念と傾向	① アセスメントの主体は、評価する人間が実際に患者を診た主観にあるのが原則であり、多くの検査をする必要はない ② 同一基準による教育が必要かつ重要 ③ 医師の栄養療法の普及プロジェクトに採用（JSPEN TNTプロジェクト採用） ④ 世界的統一基準として広く認められつつある
特徴	① 教育された医療スタッフであれば、複雑な検査を必要とせずに問診と簡単な身体計測評価ができる ② 評価をするまでの所要時間が短い ③ 評価に必要な医療経費が低い ④ 患者に直に接することが必要（問診・面接・身体計測時間が必要） ⑤ 主観的な評価であるので、熟練を要する

　表 8-2 に示すように SGA で用いられる情報は，問診や身長，体重測定をはじめとする簡単な身体計測によって得られるものであることから，外来カルテの最初のページが重要となる。栄養障害のスクリーニングという認識が普及していない時期には身長・体重の記載のないカルテが50%近くもみられたという。

表8-2　SGAで使用する項目

問診・病歴 （患者の記録）	① 年齢、性別 ② 身長、体重、体重変化 ③ 食物摂取状況の変化 ④ 消化器症状 ⑤ ADL（日常生活活動強度） ⑥ 疾患と栄養必要量との関係　など
理学的所見	① 皮下脂肪の損失状態（上腕三頭筋部皮下脂肪厚） ② 筋肉の損失状態（上腕筋肉周囲） ③ 腫（くるぶし、仙骨部） ④ 腹水 ⑤ 毛髪の状態　など

　一方，MNA は，1999 年に提唱された問診表を主体とする簡便なスクリーニング法であり，表8-3 に示す 6 個の予診項目（14 ポイント）と 12 個の問診項目（16 ポイント）とからなり，予診段階で 12 ポイント以上であれば栄養障害なしと判断してそれ以上の詳細問診には進まない。11 ポイント以下の場合には，栄養障害の疑いありとして詳細な 12 項目の問診を行う。

　合計 30 ポイント中 23.5 ポイント以上あれば，現時点での栄養障害の可能性はないものとして栄養療法の対象とはしない。17〜23.5 ポイントは，栄養障害の危険ありとして full assessment を行うか，厳重な経過観察を行う必要がある。17 ポイント未満は，すでに栄養障害ありと診断され，直ちに何らかの栄養療法が必要となる。

　MNA 問診表については日本語を含む世界 12 カ国語に翻訳され，その妥当性に関する文献も多数報告されており，信頼できるものとの報告が多い。現在では，スクリーニングのために MNA-SF（簡易栄養状態評価表）を利用することが可能である。わが国でもこれにもとづいた検討結果が報告されているが，いまだ一般には普及しているとは言いがたい。また，基本的には 65 歳以上の高齢者を対象としたものであることに注意が必要である。

表8-3　MNA® の予診項目

A 過去3ヶ月間で食欲不振，消化器系の問題，咀嚼・嚥下困難などで食事量が減少しましたか。
　0＝著しい食事量の減少　1＝中等度の食事量の減少　2＝食事量の減少なし

B 過去3カ月間で体重の減少がありましたか？
　0＝3 kg以上の減少　1＝わからない　2＝1〜3 kgの減少　3＝体重減少なし

C 自力で歩けますか？
　0＝寝たきりまたは車いすを常時使用　1＝ベッドや車いすを離れられるが，歩いて外出はできな
　2＝自由に歩いて外出できる

D 過去3カ月間で精神的ストレスや急性疾患を経験しましたか？
　0＝はい　2＝いいえ

E 神経・精神的問題の有無
　0＝強度認知症またはうつ状態　1＝中等度の認知症　2＝精神的問題なし

F1 BMI（kg/m²）：体重（kg）÷身長（m²）
　0＝BMIが19未満　1＝BMIが19以上，21未満　2＝BMIが21以上，23未満　3＝BMIが23以上
　　BMIが測定できない場合は，F1の代わりにF2に回答（BMI測定可能者はF1のみに回答）

F2 ふくらはぎの周囲長（cm）：CC
　0＝31 cm未満　3＝31 cm以上

２．栄養アセスメントの概要

１）栄養アセスメントの意義と目的

　栄養アセスメントの目的は，栄養が関係する問題，それらの原因，意義を識別するために必要なデータを修得，解明，検証することである。栄養アセスメントでは，身体計測，生理・生化学検査，臨床診査，食事調査などから得られた主観的かつ客観的情報を基に，個人または特定集団の栄養状態を包括的に評価する。

　栄養アセスメントの意義は，たとえば治療前の栄養状態を把握することによって栄養改善のための目標設定を行い，さらに栄養教育のための基礎資料，方法の計画・立案だけでなく，予後の予測や治療効果の判定を行うことができることなどである。

２）栄養アセスメントの種類（大分類）

栄養アセスメントは，その情報が反映する期間によって"静的アセスメント"と"動的アセスメント"の２つに大きく分類することができる。

静的アセスメントは，変化がゆっくりであることから短期間の栄養状態を評価することはできないが，代謝学的変化を誘導する様々な因子に影響されにくいため，信頼性が高い。静的栄養指標は，個人や集団の全般的な栄養状態を定量的に評価する際に適した指標である。

動的アセスメントは，病態の進行や栄養ケアの実施によって起こった栄養状態の変化を経時的に測定し，その変動をリアルタイムで評価するものである。ただし，反応が鋭敏であるため，様々な要因によって影響を受けやすく，変動幅が大きいという特性がある。

表8-4　静的アセスメントおよび動的アセスメントの項目例

静的	身体計測指標	身長・体重：体重変化率，%平常時体重，身長体重比，%標準体重，BMI 皮厚：上腕三頭筋皮下脂肪厚(TSF) 筋囲：上腕筋囲(AMC)，上腕筋面積(AMA) 体脂肪率
	血液・生化学的指標	血清総たんぱく質，アルブミン，コレステロール，コリンエステラーゼ(ChE)，クレアチニン身長係数（尿中クレアチニン），血中ビタミン，ミネラル，末梢血中総リンパ球　etc
	内皮反応	遅延型皮膚過敏反応
動的	血液・生化学的指標	短半減期たんぱく質：トランスフェリン，レチノール結合たんぱく質，プレアルブミン たんぱく質代謝動態：窒素平衡，尿中3－メチルヒスチジン アミノ酸代謝動態：アミノグラム，フィッシャー比(BCAA/AAA)，BTR(BCAA/チロシン)
	間接熱量測定値	安静時エネルギー消費量(REE)，呼吸商，糖利用率

上記の通り，動的アセスメントと静的アセスメントは，その変動の速さから使い分けやその数値の意味するところの判断に注意が必要である。例えば，たんぱく質の栄養状態の判定において用いられる静的アセスメントは，表 8-4 に示す項目では"血清総たんぱく質"や"アルブミン"の濃度がある。血清たんぱく質の約 60%はアルブミンであるが，アルブミンの半減期（半分が新しいものに入れ替わるのに要する期間）は 20 日前後であるため，頻繁に採血を実施してもさほど変化はみられない。一方，動的アセスメント項目としては，"トランスフェリン"，"レチノール結合たんぱく質"，"プレアルブミン"などがある。これらのたんぱく質は，半減期が 1 日〜10 日程度と短いことから RTP（Rapid Turnover Protein）と呼ばれ，アミノ酸製剤の輸液などによる効果を迅速に判断することが可能となる。

糖代謝においては，動的アセスメントとしては"随時血糖値"あるいは"空腹時血糖値"が，静的アセスメントとしては"糖化ヘモグロビンA1c（グリコヘモグロビン A1c：HbA1c）"や"グリコアルブミン"，"フルクトサミン"などがある（図8-1）。前者はいずれも血糖値である

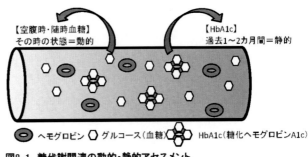

図8-1　糖代謝関連の動的・静的アセスメント

が，血糖値は食事摂取後に上昇し，30 分〜60 分後には最高値となってその後インスリン作用によって低下する。したがって，リアルタイムでの血糖値調節状況を把握することが可能である。一方，後者に関わるヘモグロビンやたんぱく質は本来グルコースとは結合し難いものであるが，高血糖状態が長期にわたると徐々にその結合したものが増加することから，HbA1c の場合は過去 1〜2 カ月間，グリコアルブミンやフルクトサミンの場合は過去 1〜2 週間の血糖値の状態を反映する。

３）栄養アセスメントの種類（実施分類）

(1) 臨床審査

対象者との面談によって十分に訴えを聞く問診から開始され，この時に対象者との信頼関係を築くことも大切である。問診あるいは診療記録による，氏名，性別，年齢，主訴，現病歴，既往歴，家族構成，家族歴，職業，体重歴などに加えて，身体的徴候を見る（観察）ことで，栄養状態を評価する。つまり，問診によって得られる"自覚兆候"と観察によって得られる"他覚兆候"からなる情報の収集である。これら栄養状態に関係する自他覚徴候は，表 8-5 に示すように重要な意味を持つ。

表8-5　自他覚徴候と栄養障害

症状	概要
一般症状	[低栄養] ・乳幼児および小児では食欲不振, 体重増加停止, 筋肉および精神的発育遅延, 活動性の低下, 不眠, 無感覚, 慢 ・成人では食欲不振, 吐き気, 口唇・舌の腫脹, 倦怠, 疲労, 不眠, 抵抗力減退, 感情的混乱, 手・足・舌の知覚異 [過剰栄養] ・体脂肪増加, 活動性低下, 疲労, 動機, 息切れ, 関節痛な
脈拍・血圧	栄養失調の際, 脈拍数は40拍/分以下, 時には30以下になるこ
毛髪	重症のたんぱく質・エネルギー低栄養失調症（PEM）では毛根の径が細くなる。また亜鉛欠乏によって脱毛。
眼	角膜及び上皮は栄養不良によって構造的にしばしば影響を受ける。角膜はビタミンAやナトリウム欠乏で, レンズはカルシウ
舌及び口唇	亜鉛や鉄欠乏で乳頭委縮が起こり, 悪性貧血の場合, 舌がすべすべとなり, ビタミンB2欠乏で口角炎が起こる。
皮膚および	角質増殖を伴った皮膚乾燥症はビタミンA欠乏, 脂漏性皮膚炎はビタミンB2欠乏, ナイアシン欠乏により, 身体の両側に対
軟骨および骨	軟骨および骨は特殊化した結合組織であり, カルシウム, リン, マグネシウム, ビタミンD, ビタミンA, ビタミンK, マンガン
爪	貧血によって, 白色や丸爪となる。
浮腫	[栄養浮腫の原因として考えられるもの] ・ビタミンB1が欠乏し, しかも食事が糖質に偏り, 脚気状態 ・血漿たんぱく質, とくにアルブミン濃度の低下（膠質浸透圧 ・エネルギー欠乏によって起こる「飢餓浮腫」と呼ばれるも
貧血	鉄, たんぱく質, 総エネルギーの不足により貧血がおこる。かつて農村女性に貧血が多発したが, これは良質たんぱく質の不足と過酷な労働のためとされる。近年は, 都市の若年女性
無月経	極端な減食により低栄養状態となり, そのために生殖機能が低

(2) 臨床検査

尿や血液中の代謝産物や酵素活性は身体状況や栄養状態を反映しており，栄養アセスメントでの重要な判定指標となる。

【血液学的検査】

血液には，赤血球などの血球成分とたんぱく質などの溶解した血漿成分とがある。これらは，疾病などで濃度が変化することから，健康診断や疾病の診断には欠かせない。とくに赤血球は，生命の維持に必要な酸素を組織に運搬する。この酸素運搬能を検査する項目として，赤血球数，赤血球のヘモグロビン濃度，ヘマトクリット値などがある（表 8-6）。

表8-6　赤血球関連検査

検査項目	略号	基準値	異常値と疾患
赤血球数	RBC	男 410万〜530万/μL 女 380万〜480万/μL	
ヘモグロビン	Hb	男 14〜18 g/dL 女 12〜16 g/dL	高値：真性多血症, 脱水, ストレス, 多血症 低値：貧血, 白血病, 悪性腫瘍, 出血
ヘマトクリット	Ht	男 40〜48% 女 38〜42%	
平均赤血球容積	MCV	81〜99 fL	高値：大球性貧血　　　低値：小球性貧血
平均赤血球 ヘモグロビン濃度	MCHC	32〜36%	下表参照

貧血のタイプ	MCV(fL)	MCHC(%)	主な貧血
小球性低色素性貧血	80以下	31以下	鉄欠乏性貧血, 慢性感染症
正球性正色素性貧血	81〜100	32〜36	溶血性貧血, 再生不良性貧血, 白血病, 腎性貧血, 急性出血
大球性正色素性貧血	101以上	32〜36	巨赤芽球性貧血（ビタミンB12, 葉酸欠乏）

【血液生化学検査】

　血漿または血清中に溶解している成分を定量し, 疾病の診断に役立てる検査である。血中の栄養素そのものの他に, その代謝産物, 酵素, ホルモンなどを測定することによって, 疾病の診断だけでなく, 栄養状態や栄養素の動態を把握することが可能である。表8-7に栄養状態・栄養代謝と関連の深い主な検査項目をまとめた。

【尿検査】

　尿量, 尿濾過圧, pH, たんぱく質量, 細胞成分, 細菌などの有無を調べるほか, 栄養素そのものや栄養素あるいは体組成の代謝産物を調べる検査である。とくに臨床においては, 腎尿路系疾患のスクリーニング検査となるほか, 糖尿病などの全身性疾患のスクリーニングとしても重要である。表8-8にスクリーニングレベルでの尿検査の内容についてまとめた。

表8-8　尿検査（スクリーニングレベル）の内容

検査項目	基準	異常（陽性）と疾患
たんぱく	(−)〜(±)	腎炎, ネフローゼ症候群, 発熱
糖	(−)	糖尿病, 腎性糖尿病, 膵炎, 脳出血, 妊娠
潜血	(−)	腎・尿路系炎症, 結石, 腫瘍, 出血性要因, 腎臓外傷
ビリルビン	(−)	閉塞性黄疸, 体質性黄疸
ケトン体	(−)	飢餓, 嘔吐, 下痢, 空腹, 発熱

表8-7 栄養状態・栄養代謝と関連の深い主な検査項目

検査項目	略号	基準値	異常値と疾患
総たんぱく質	TP	6.5〜8.1 g/dL	高値：炎症, 脱水, 多発性骨髄腫 低値：低栄養, 吸収不良症候群, 肝障害, 　　　ネフローゼ症候群, 火傷
アルブミン	Alb	4.1〜5.1 g/dL	高値：脱水 低値：低栄養, 吸収不良症候群, 肝硬変, 　　　ネフローゼ症候群
レチノール結合 たんぱく質	RBP	2.6〜7.0 mg/dL	高値：腎不全, 過栄養性脂肪肝 低値：低栄養, 甲状腺機能亢進症
総コレステロール	T-Chol	130〜220 mg/dL	高値：高コレステロール血症, 甲状腺機能低下症, 　　　ネフローゼ症候群, 閉塞性黄疸, 悪性腫瘍 低値：肝障害, 甲状腺機能亢進症
HDL-コレステロール	HDL	男 37〜57 mg/dL 女 36〜70 mg/dL	高値：家族性高HDL-コレステロール症 低値：虚血性心疾患, 脳梗塞, 肥満症, 喫煙
トリグリセリド	TG	55〜149 mg/dL	高値：肥満症, 糖尿病, 肝・胆系疾患, 　　　甲状腺機能低下症 低値：甲状腺機能亢進症, 肝硬変。低栄養
血糖	BS, Glu	60〜110 mg/dL （空腹）	高値：糖尿病, 肝疾患, 脳血管障害 低値：肝疾患, 経口糖尿病薬使用
糖化ヘモグロビン	HbA1c	4.3〜5.8%	過去1〜2ヶ月間の血糖状況を反映
インスリン	IRI	5〜15 U/mL	高値：高インスリン血症, 肥満 低値：1型糖尿病
C-ペプチド	CPR	1.6±0.4 ng/mL	高値：糖尿病性腎症 低値：1型糖尿病
アスパラギン酸 アミノトランスフェラーゼ	AST (GOT)	13〜35 IU/L	高値：急性膵炎, 心筋梗塞, 肝硬変, 肝炎 低値：透析
アラニン アミノトランスフェラーゼ	ALT (GPT)	8〜48 IU/L	高値：急性・慢性肝炎, 肝硬変, 肝がん, 脂肪肝 低値：透析
Γ-グルタミン トランスペプチダーゼ	Γ-GTP	男 7〜60 IU/L 女 7〜38 IU/L	高値：アルコール性肝炎, 閉塞性黄疸, 薬物性肝炎
間接ビリルビン （非抱合型）	Dbil	0〜0.8 mg/dL	高値：溶血, 肝炎, 肝硬変
直接ビリルビン （縫合型）	IBil	0〜0.3 mg/dL	高値：胆嚢炎, 胆石, 胆管がん
コリンエステラーゼ	ChE	172〜457 IU/L	高値：ネフローゼ症候群, 脂肪肝, 糖尿病性中毒症 低値：肝硬変, 肝がん, 農薬中毒
尿酸	UA	男 4.0〜7.0 IU/L 女 3.0〜5.5 IU/L	高値：痛風, 白血病, 腎不全
血中尿素窒素	UN (BUN)	7〜19 mg/dL	高値：腎不全, 腎炎, 心不全, 脱水, 消化管出血
クレアチニン	Crea	男 0.7〜1.1 mg/dL 女 0.5〜0.9 mg/dL	高値：腎炎, 腎不全, 先端巨大症, 　　　甲状腺機能亢進症

（3） 身体計測

　食生活の結果は, 体格に反映することから, 身体状況の基本的指標である身体計測（身長, 体重, 胸囲など）によって, 体格や人体の構成成分の概要を算出し, 栄養状態の判定に用いることが可能である。なお, 比較的安価で簡便に測定が可能であり, 非侵襲的であるという特性がある。

【身長計測】

　身長は，身体発達の指標や標準体重・BMI の算出に使用され，対象者の体格や身体発育を評価する指標となる。立位身長が計測可能な場合は，通常の身長計で計測するが，極端な脊椎湾曲など立位身長の計測が不可能な場合のみ伸縮しないメジャーを使用して，仰臥位身長を計測する。また，メジャーでの身長計測ができない場合は，膝高（膝下高）の測定値から身長を推定する方法もある。

【体重測定】

　体重は，BMI 算出および体格判定，平常時体重と計測時体重の差による栄養不良リスク推定や，筋肉量・体脂肪量算出など，栄養指標として用いられる。自分で体重計に乗れる場合は，通常の体重計を用いて計測するが，立位での測定が不可能な場合は，車いすのまま計測ができる専用の体重計を用い，体重測定が不可能な場合，身体計測値を用いた推定式による算出も可能である。

　慢性的な低体重や肥満，あるいは短期間での極端の体重増減は，健康上の何らかの問題があることが考えられる。一般に，標準体重に対する現在の体重比率（標準体重比）や，個人が健康な時に維持していた体重（平常時体重）に対する減少率で栄養状態の評価を行うことが可能である。表 8-9 に重症の場合の期間別体重減少率についてまとめた。

表8-9　重症の体重減少率

期　間	重症の体重減少率
1週間	2.0％以上
1カ月	5.0％以上
3カ月	7.5％以上
6カ月	10.0％以上

【体重減少率】
（平常時体重 kg－測定時体重 kg）÷平常時体重 kg×100

　さらに，現時点の体重から“やせ”や“肥満”といった栄養状態の判定に用いる体格指標として，すでに「第Ⅵ章（表 6-2）」で BMI（Body Mass Index）については記したが，BMI は，成長期が終了した成人においてのみ適応できる体格指標であり，成長期の場合は，ローレル指数，カウプ指数など別の計算式と判定基準が必要となる（表 8-10）。

表8-10　乳幼児・学童・成人別の体格指数計算式と判定基準

体格指数	適応	計算式	判定基準
カウプ指数	乳幼児	体重 g÷（身長 cm）^{2}×10	15.0以下＝やせ，20.0以上＝肥満
ローレル指数	学堂	体重 g÷（身長 cm）^{3}×10^7	100未満＝やせ，160以上＝肥満
BMI	成人	体重 kg÷（身長 m）^{2}	18.5未満＝やせ，25以上＝肥満

【上腕三頭筋皮下脂肪，上腕周囲径，上腕筋囲，上腕筋面積】

　“上腕三頭筋皮下脂肪”および“上腕周囲径”から“上腕筋囲”および“上腕筋面積”が計算され，これらの数値でもって筋たんぱく質量を反映する指標として利用する。なお，上腕周囲径は，利き腕でない方の腕であり，上腕三頭筋皮下脂肪厚を測定した部位（上腕中央部）の周囲を測定する。また，上腕筋囲および上腕筋面積は，上腕筋三頭筋皮下脂肪厚および上腕周囲径の測定値から計算する。なお，上腕筋囲”および“上腕筋面積”の計算式は次の通りである。

上腕筋囲 cm＝上腕筋周囲径 cm－0.314×上腕三頭筋皮下脂肪厚 mm
上腕筋面積　cm^2＝（上腕筋囲 cm）^{2}÷（4×π）

（4） 栄養・食事調査

　対象者の直接的な食事内容や食習慣をできるだけ正確に知ることを目的としている。

食事調査の方法には，食事記録法，24 時間思い出し法，食物摂取頻度調査法，食事履歴法，陰膳法（分析法），生体指標法などがあり，エネルギーならびに各栄養素の摂取状態の評価は，食事調査（アセスメント）によって得られる摂取量と食事摂取基準の各指標とを比較することによって行うことができる。しかし，食事調査には過少申告・過大申告ならびに日間変動という測定誤差が生じることに留意し，調査結果を評価する必要がある。さらに，それぞれに長所と短所があるため（表 8-11），調査目的に合わせて選択することが望ましい。

表8-11　代表的な栄養・食事調査の比較

	食事記録法	24時間思い出し法	食物摂取頻度調査法
特徴	・対象者によって摂取された飲食物の食品名, 摂取量, 調理法などをリアルタイムで記録 ・摂取量については秤量ないし目安量を記入	・対象者に前日24時間の食事を想起させ, 訓練を受けた面接者が食品名, 目安量, 調理法などを聞き取る ・目安量をフードモデル, 写真, イラストなどを用いて推定する	・過去一定期間について, 食品/料理の習慣的な摂取頻度あるいは目安量について, 多くは自記式で回答 ・食品は50~60から最大120項目程度が挙げられる
摂取量算出	食品成分表	食品成分表	専用に開発された成分表
長所	①リアルタイムの記録のため, 回答者の記憶をあてにしない ②記入漏れがない ③調査期間が明確 ④手段の摂取量の平均値や中央値の計算が可能 ⑤複数日の調査は, 他の食事調査法のゴールドスタンダードとして利用される	①実施時間が短い ②調査期間が明確 ③調査することが習慣的な食事パターンを変えない ④回答率が高い ⑤集団の摂取量の平均値や中央値の計算が可能 ⑥複数日の調査は, 他の食事調査法のゴールドスタンダードとして利用される	①他法に比べて簡便で費用が安い ②回答者の負担が小さい ③面接者を必要としない ④故人の摂取量のランク付けが可能 ⑤食事と疾病との関係が疫学的に解析できる
短所	①対象者の負担が大きい ②習慣的な食事パターンが記録過程で変わるか, 影響を受けることがある ③対象者に高い協力性が求められる ④データ集計に多くの人手, 時間, コストがかかる ⑤1日調査では個人の習慣的の摂取量の推定はできない ⑥多人数, 多数日の調査は難しい	①対象者の記憶に依存する ②訓練された面接者が必要 ③摂取量の正確性が低い ④1日調査では, 個人の習慣的の摂取量の推定はできない	①対象者の記憶に依存する ②思い出しの期間が漠然としている ③食物摂取量が厳密に算出されない ④調査票の精度を評価するための妥当性研究を行う必要がある
誤差（偏り）	偶発誤差：日差, 週差, 季節差 系統誤差：食品成分表, コード付け, 思い出し, 目安量推定	偶発誤差：日差, 週差, 季節差 系統誤差：食品成分表, 思い出し, 目安量推定	偶発誤差：季節差, 標本誤差 系統誤差：食品成分表, 思い出し, 頻度推定, 量推定

IX. 食事摂取基準の概要

1.「日本人の食事摂取基準」と「食事バランスガイド」

食事摂取基準とは，日本人が栄養素摂取不足による健康障害を回避して，健康を維持・増進するために，「何をどれだけ食べれば良いか」を示したガイドラインである。食事摂取基準における「何を」は，エネルギー及び 34 種類の栄養素であり，それぞれの栄養素の策定根拠と基準値が示されている。しかし，直接用いるのは，管理栄養士・栄養士であり，給食管理や栄養指導の業務で使用する基準となるため，それ以外の者にはなかなか使いづらい面がある。そこで，栄養の知識がほとんどない人にも栄養バランスが整った健康的な食事を目指してもらう場合の教育媒体として「食事バランスガイド」があり，これは食事摂取基準を基に作成されている。

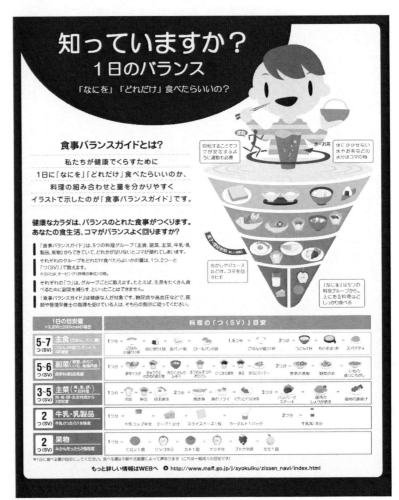

表9-1 食事バランスガイド
「農林水産省 > 組織・政策 > 消費・安全 > 食育の推進 > 実践食育ナビ > イラスト・データ素材集」より)

2.「日本人の食事摂取基準」の歴史

「日本人の食事摂取基準」に相当する指標の始まりといえるのは，1887 年にエネルギーとたんぱく質について摂取すべき量が示されたことからである。その後，1946 年に「栄養所要量」としてエネルギー・三大栄養素＋ビタミン 6 種＋ミネラル 3 種について公表され，1970 年に「高血圧を予防するため」と明記されたうえで食塩の摂取量に上限が示され，目標量に近い考え方が導入された。それ以後は，「日本人の栄養所要量」としてほぼ 5 年ごとに改定されてきた。

78

後に，生活習慣病予防の観点が加わり，「摂取不足による健康障害からの回避」だけでなく「生活習慣病の一次予防」も栄養所要量の役割の一つであるという考え方にシフトされ，2000年には食物繊維が加わり，「第六次改定　日本人の栄養所要量−食事摂取基準」となり，許容上限摂取量が定められ，2005年からは「日本人の食事摂取基準（2005年版）」と現在の呼称となって，所要量ということばはなくなった。5年ごとの見直し・改定は継続され，「日本人の食事摂取基準（2010年版）」を経て，現在（本書作成段階）は2015年〜2019年に使用するものとして「日本人の食事摂取基準（2015年版）」になっている。

3. 「日本人の食事摂取基準」の意義・目的

栄養アセスメントにおいて，エネルギーの摂取過不足は対象者のBMIや体重変化によって評価できる。しかし，ビタミンやミネラルといった場合，それらの血中濃度の測定などは浸襲性があり，かつ経費を伴う生体指標による評価が求められるため，現実的にはコンスタントにそのような評価を行うことは困難である。また，出納試験などでここに栄養素の必要量を測定することも非現実的である。

食事摂取基準（基準が科学的に正しいもの）は，栄養素の習慣的摂取量が把握できれば，必要量の測定ができなくても，健康の維持や病気の予防に対する必要量を満たしている可能性を知ることができるものである。

その策定の目的は，「①　国民の健康維持・増進」および「②　生活習慣病予防」である。具体的には，エネルギー摂取については"過不足回避"であり，栄養素摂取については"摂取不足からの回避"，"過剰摂取による健康障害からの回避"，"生活習慣病の予防"を目的とした3つの内容が示されている。とくに，2013年度に開始した「健康日本21（第二次）」において主要な生活習慣病（がん，循環器疾患，糖尿病，COPD）の発症予防と重症化予防の徹底を図ることが基本方向として掲げられているため，生活習慣病予防については，発症予防のみならず重症化予防も視野に入れて策定されている。そのため，各栄養素の項においても「生活習慣病の発症予防及び重症化予防」が設けられている。

食事摂取基準には「健康増進法」に基づいて34種の栄養素が選ばれているが，基本的には必須栄養素と呼ばれる栄養素（32種）が中心である。選ばれている栄養素で必須栄養素ではないものは，コレステロールと食物繊維の2種類であるが，ともに生活習慣病の一次予防に関係している。なお，必須栄養素かそうでないかがまだ十分に明らかになっていない栄養素もあり，その見解は国や専門家によって少しずつ異なる（例えば，アメリカと日本で取り上げられている栄養素の数は異なる）。また，必須栄養素としての働きとは別に，生活習慣病を引き起こす原因となったり，防いだりなど，我々の健康状態を大きく左右する栄養素も多くあるが，「日本人の食事摂取基準」では8種類（目標量として）が取り上げられている。

ところで，なぜ食品や料理ではなく栄養素で示しているのであろうか。それは，人は，食品や料理を食べるが，からだはそれをそのまま使っているのではなく栄養素として利用している。したがって，どの栄養素が必要でどれだけ食べるかは決められるが，どの食品をどれだけ食べるべきか決められないからである。一つの栄養素は複数の食品に含まれており，同時に一つの食品には複数の栄養素が含まれているため，栄養素の必要量が決まったとしても，それを満たす食品構成は一通りではないからである。

4．策定の対象と摂取源

「日本人の食事摂取基準」は，次のような人々を対象としている。

① 健康な個人または集団

② 何らかの軽度な疾患リスク（例えば，高血圧，脂質異常，高血糖，腎機能低下）を有していても自立した日常生活を営んでいる者（歩行や家事などの身体活動を行っている者を指す）を含む

③ スポーツ選手など強度の高い運動を長時間行っている者は除外

④ 体格（BMI）が標準より著しく外れていない者（BMI 30以上の者は除く）

⑤ 高血圧，脂質異常，高血糖，腎機能低下に関するリスクを有する者には，保護指導レベルにある者まで含む。

つまり，原則一般健常者が対象となっており，食事療法が必要な対象者については，それぞれの臨床栄養学的知見に基づいた治療食基準に従うことになっている。

また，留意事項としてどういった摂取源によるものであるかも知っておくべきである。摂取源としては次の通りである。

① 食事として経口摂取されるものに含まれるエネルギーと栄養素すべてを対象とする

② 食事からの摂取を基本とするが、通常の食品以外に、いわゆるドリンク剤、栄養剤、栄養素を強化した食品（強化食品）、特定保健用食品、栄養機能食品、いわゆる健康食品やサプリメントなど、疾病の治療を目的とせず、健康増進の目的で摂取される食品に含まれるエネルギーと栄養素も含むものとする

③ ただし、葉酸とマグネシウムの耐容上限量は、通常の食品以外からの摂取についてのみ設定されている

必要とされる栄養素量は，性別や年齢あるいは日常の活動量（身体活動レベル）によって異なる。他にも，摂取量に影響を及ぼす要因はたくさんあるが，この3つが基本である。そこで，この3つで分類して，それぞれの場合について，どの栄養素をどのくらい摂取するのが望ましいかが示されている。年齢については1歳ごとの年齢ではなく，何歳かを一緒にした「年齢階級」が使われている。また，身体活動レベルは，大まかに3段階（低い・ふつう・高い）に分けられている。なお，身体活動レベルで食べるべき量（必要摂取量）が異なる代表はエネルギーであるが，ほかにエネルギー代謝に関わる栄養素であるビタミン B_1 やビタミン B_2 などもある。

エネルギーとそれぞれの栄養素の望ましい摂取量は，性・年齢階級別だけでなく，体の大きさ（体位）によっても異なる。しかし，あらゆる体格について示すことは事実上不可能であることから，その性・年齢階級に入る人を代表する体位のことである"参照体位"での数値が示されている。なお，参照体位には，最近の全国調査で得られた"中央値"が使われ，それを四捨五入して切りのよい数字にして示されることから，したがって，「望ましい体位」ではなく「現状の体位」であることに注意が必要である。言い換えると，「望ましい体位」を参照体位にすると，食事摂取基準は「望ましい体位の人が使うもの」となってしまうため，中央値を用いることで「現状の日本人の体位」で示しているのである。

しかし，参照体位にも次のような問題が残っている。

① エネルギー摂取基準は「理想の体位になるように」ではなく，「現状の体位が維持されるように」作られている。しかし，必ずしも現在の体位が理想的なものではない。中年男性では

メタボリックシンドロームが問題となっているが，このような場合は「食事摂取基準に従って」ではなく，食事摂取基準で示されている値を少しずらして使わなければならない。

② 基準体位から著しく離れた体位を持つ人や，そのような人が大勢を占める集団に対しては使いにくい。これは，食事摂取基準が参照体位に近い人たちを想定して作られている限り，仕方のない問題。

５．指標の総論

１）「１日あたり」と「習慣的な摂取量」および目的別指標の総論

各指標について記す前に，「１日あたり」と「習慣的な摂取量」について整理しておく。

栄養素摂取量には日間変動が大きいこと，また食事摂取基準で扱われる健康障害は，「エネルギーおよび栄養素の習慣的な摂取量の過不足によって発生する」ため，習慣的な摂取量の基準が「１日当たり」の量として表現されており，短期間（例えば１日間）の食事の基準を示すものではないことを理解する必要がある。つまり，１日１日守るべき摂取量ではなく，ある程度の期間の平均で守るべき摂取量を示しているのである。

★摂取不足からの回避
「推定平均必要量」，「推奨量」，「目安量」

★過剰摂取による健康障害からの回避
「耐用上限量」

★生活習慣病の一次予防
「目標量」

優先度 高→低

図9-2 3つの目的別指標

そのうえで，どのくらい食べるとよいかを示す指標は，栄養素には，３つの目的に分けて５つの指標がある（図9-2）。この３つの目的への理解度が，食事摂取基準の正しい理解と正しい使い方を左右する。

また，各指標は，不足あるいは過剰による健康障害リスクの確率でその位置づけが異なる。つまり，あくまでも被検者（代表者）等や各種資料に基づいて策定されているため確率論の域を脱することができないことにも注が必要である（図9-3）。

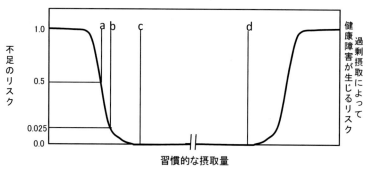

a：推定平均必要量　　b：推奨量　　c：目標量　　d：耐用上限量

表9-3 各指標における健康リスクの確率

２）「摂取不足による健康障害からの回避」

(1) 基本的な考え方

摂取不足によって健康が脅かされることがある。その代表例が，ビタミン B1 欠乏による脚気や，ビタミン C 欠乏による壊血病などである。この種の栄養欠乏症は，生命を脅かすほどに恐ろしいも

のであるにも関わらず，日本でも半世紀ほど前までしばしばみられていた。これは，日本人の歴史全体から見るとごく最近のことである。また，極端なダイエットをしたり，極端な偏食によって，今でも栄養欠乏症が発生していることを見落としてはならない。

(2)　推定平均必要量

　必要量とは，「必要量＝利用・損失量（蓄積・尿中排泄・経皮損失）÷吸収率」で計算され，その人にとって多くもなく少なくもなくという数値であり，被検者による実験によって十分な科学的根拠に基づいたものである。したがって，新たに科学的根拠が得られた場合や，参照体位が変更された場合には改定されるものである。

　なお，本来は，どのくらい食べれば良いのかを示す「必要量」を知りたいところであるが，ある性別，年齢階級の日本人全員を集めて実験研究するのは不可能であるため，実際はその中の一部の人を用いて実験研究を行うことになる。つまり，代表集団を対象とした実験研究で得られた栄養素の必要量の分布に基づき，母集団における必要量の平均値の推定値を示す（必要量は個人によって異なるため，実験対象集団と他の集団で一致するわけではないため）。従って，「推定平均必要量」という示し方になっている。つまり，平均値であることから，確率論的には，「当該集団において50％の人が必要量を満たすと推定される摂取量」という意味になる。ただし，ここでいう「不足」とは，必ずしも欠乏症を示すとは限らず，栄養素によって定義が異なる。

(3)　推奨量

　推奨量とは，推定平均必要量に基づいて「推奨量＝推定平均必要量×（1＋2×変動係数）＝推定平均必要量×推奨量算定係数」で計算されるものである。したがって，推定平均必要量と同様に，十分に科学的根拠が得られた栄養素についてのみ示され，推定平均必要量の改定に連動して改定されるものである。

　言い換えれば，ヒトを対象とした実験によって測定したある集団の必要量分布に基づき，母集団に属するほとんどの人（97〜98％）が充足している量を「推奨量」といい，データが正規分布している場合，統計学的に97〜98％は「平均値＋2×標準偏差」以下の範囲に含まれる。

(4)　目安量

　目安量は，推定平均必要量や推奨量を算出するまでの科学的根拠は乏しいが，特定集団において，ある一定の栄養状態を維持するのに十分な量として算定されている。言いかえれば，特定集団において，不足状態を示すヒトがほとんど観察されない量とも言える。

　基本的には，健康な多数の人を対象として，栄養素摂取量を観察した疫学的研究によって得られるものであり，概念としては次の通りである。

① 栄養素摂取量と生体指標の関係から，不足状態を示すものがほとんどいないと考えられる摂取量を目安量とする場合
② 生体指標を用いた健康状態の確認はできないが，日本人の代表的な摂取量の分布が得られる場合には，その摂取量の中央値を目安量とする場合
　　（この場合の代表的な摂取量は，「国民健康・栄養調査」の結果である）
③ 乳児（母乳保育）の摂取量に基づく算定
　　（乳児を対象とした欠乏実験や付加試験は現実的に難しいためであり，母乳栄養児では栄養

素が必要量獲得できているとして，母乳中の栄養素量と哺乳量 0.78L/日との積が用いられている。なお，6 ヶ月以降は，離乳食からの摂取量も考慮して算出される）

目安量は不足者がほとんどいない集団の中央値であるため，推奨量よりも大きい値と考えられる。しかし，推奨よりどの程度大きいのかについては不明であり，個人の習慣的な摂取量や集団の平均摂取量が目安量より少なくても，不足しているかどうかも分からない（不足していないことを保証する量）。つまり，目安量は，その算定方法の性質上，「摂取しなければならない量」ではなく，「摂取を目指す」量である。

なお，目安量は，次のような方針で改定が採択される。

① 栄養素の不足状態を示す人がほとんど存在しない集団で，日本人の代表的な栄養素摂取量の分布が得られる場合は，その中央値とする。この場合，複数の報告において最も摂取量が少ない集団の中央値を用いることが望ましい。

② 目安量の策定に当たっては，栄養素の不足状態を示さない「十分な量」の程度に留意する必要があることから，その取り扱いは以下の通りとなる。

ア. 他国の食事摂取基準や国際的なガイドライン，調査データ等を参考に判断できる場合には，中央値にこだわらず，適切な値を選択する。

イ. 得られる日本人の代表的な栄養素摂取量のデータが限定的かつ参考となる情報が限定的で「十分な量」の程度の判断が困難な場合には，そのことを記述の上，得られるデータの中央値を選択しても差し支えない。

３）「過剰摂取による健康障害からの回避」

過剰摂取も単一栄養素の不適切摂取によって起こる健康障害であるが，摂取不足による健康障害に比べると稀にしか起こらないものが多い。しかし，1990 年代から工業的に濃縮された栄養素（サプリメントや栄養強化食品）を大量に摂取することができるようになった今日，この問題（事故）が起こるようになった。

通常の食品だけを食べている限り，どのように極端に偏食しようが，過剰摂取によって健康障害が発生することはほとんどない（日本では，海藻の過剰摂取による甲状腺機能亢進症の発生例が知られる程度）。しかし，サプリメントや栄養強化食品は，自然界にはあり得ないほど高い量の特定の栄養素を一度に摂取することができるという点で，今までの食品とは根本的に性質が異なる。

そこで，食事摂取基準では「過剰摂取による健康リスクからの回避」のための指標として "耐用上限量" が示されている。

耐用上限量は，過剰摂取による健康障害をもたらすリスクがないとみなされる習慣的な摂取量の上限を与える量であり，習慣的な摂取量が耐容上限量を超えると，過剰摂取によって生じる潜在的な健康障害のリスクが高くなる。耐容上限量の策定には，「健康障害が発現しないことが知られている量」の最大値（健康障害非発現量）と「健康障害が発現することが知られている量」の最小値（最低健康障害発現量）が用いられる（図 9-4）。

しかし，本来，どれくらい大量に摂取すると健康障害が発生するのかの実験はヒトで行うべきだが，倫理的観点から実施は不可能である。そこで，耐容上限量策定に用いられる報告は，治療目的のための大量投与報告や，サプリメントなどの服用でその栄養素を長期間にわたって摂取したことで偶然に健康障害が発現したといった症例報告に限られる。

　このようにデータ数が少ないことや利用できるデータが患者など特殊集団を対象としたものが多いことを考慮し，健康障害非発現量あるいは最低健康障害発現量を「不確実性因子」（uncertain factor：UF）で除した値を耐容上限量として設定されている。

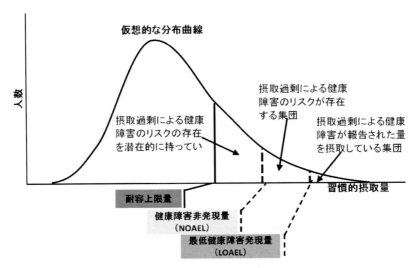

図9-4　摂取過剰による健康障害リスクを持っている集団を理解するための概念図

　耐容上限量は，限定された科学的根拠に基づいて策定されたため，「超えたくない量」ではなく，「近づきたくない量」である。また，耐容上限量は，習慣的な摂取量に対する数値であるため，ある1日の摂取量が耐容上限量を超えることがあっても健康障害が現れることはない。耐容上限量は，サプリメントや栄養強化食品を摂取しない限り超えることはほとんどなく，通常の食べ物だけを食べている限り，過剰摂取によって健康が害されることはほとんどあり得ない。

　なお，耐容上限量は確率で考えるものではなく，その危険性の有無を考える指標である。耐容上限量は十分な科学的根拠が得られない栄養素については設定されていないため，耐容上限量が示されていないからといって，大量に摂取しても問題がないというわけではないことに留意しなくてはならない。

4）「生活習慣病の一次予防」

　生活習慣病とは，主として生活習慣の乱れが原因となって起こる病気をまとめて呼ぶ時の名前であり，循環器疾患（脳卒中や心筋梗塞），がん，糖尿病，骨折の一部などが含まれる。生活習慣病の原因は生活習慣だけではなく，加齢や遺伝子の問題などたくさんの要因がある。しかし，主な要因としては食習慣と運動習慣である。そこで，食事摂取基準では，生活習慣病予防のために当面目の標とすべき摂取量として"目標量"を示している。

　目標量は，生活習慣病に関する疾患のリスクや，その代理指標となる生体指標の値の低下が考えられる栄養状態が達成できる量として算定されており，現在の日本人が当面の目標とすべき摂取量である。疫学研究によって得られた知見を中心にして，実験栄養学的な知見を加味し，さらに実行可能性を重視して策定される。なお，生活習慣病には栄養素以外の様々な危険因子や予防因子が関与している。したがって，他の危険因子・予防因子を考慮して，総合的な予防対策を考えることが必要である。

６．エネルギー摂取基準

１）エネルギーの指標

　エネルギー摂取量とエネルギー消費量が等しいときには体重変化はなく，健康的な体格（BMI）が保たれるが，エネルギー摂取量がエネルギー消費量を上回ると体重は増加して肥満につながり，エネルギー消費量がエネルギー摂取量を上回ると体重は減少してやせにつながる（図9-5）。そこで，エネルギーについては，エネルギーの摂取量及び消費量のバランス（エネルギー収支バランス）の維持を示す指標として，BMI が採用されている。このため，成人にお

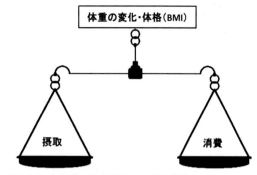

図9-5　エネルギー収支バランスの基本概念

ける観察疫学研究において報告された総死亡率が最も低かった BMI の範囲，日本人の BMI の実態などを総合的に検証し，目標とする BMI の範囲が提示されている。なお，BMI は，健康の保持・増進，生活習慣病の予防，さらには高齢による虚弱を回避するための要素の一つとして扱うことに留めるべきである。

　なお，エネルギー必要量については，無視できない個人間差が要因として多数存在するため，性・年齢階級・身体活動レベル別に単一の値として示すのは困難であるが，エネルギー必要量の概念は重要であること，目標とする BMI の提示が成人に限られていること，エネルギー必要量に依存することが知られている栄養素の推定平均必要量の算出に当たってエネルギーの必要量の概数が必要となることなどから，参考資料としてエネルギー必要量の基本的事項や測定方法，推定方法を記述すると共に，併せて推定エネルギー必要量を参考表として示されている。

２）エネルギー必要量の考え方

　一般に，エネルギー不足は脂肪組織のエネルギー変換が促進されることによる体重減少を来たし，エネルギー過剰はエネルギーの脂肪変換が促進されることによって体重が増加する。そこで，「適したエネルギー摂取量＝体重が変化しないエネルギー量＝必要量」として考える（図9-6）。なお，成長期では，成長のために必要なエネルギー量を加算（考慮）する必要がある。また，現実には，エネルギー不足が極端な場合，節約反応が発生し，エネルギー消費量の減少（筋たんぱく質の異化亢進に伴う基礎代謝の減少，細胞活性の低下など）が発生する。とくに，運動を日常的に行っていない人の場合，１日の総消費エネルギーの大半は基礎代謝であり，その基礎代謝のほとんどが筋肉によるものであるため，筋肉を分解して基礎代謝を下げることで，大きなエネルギー消費節約となる。

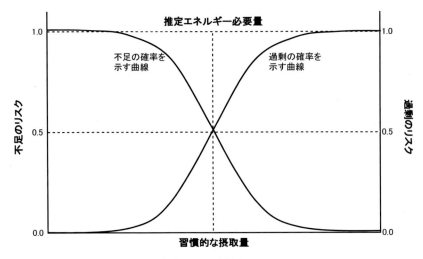

図9-6　推定エネルギー必要量を理解するための概念図

3）エネルギー指標と体重管理

　身体活動量が変わらないと仮定すれば，エネルギー摂取量の管理は，体格管理とほぼ同等となる。したがって，体格（身長および体重）を測り，その結果に基づいて変化させるべきエネルギーの摂取量や供給量を算出し，エネルギー摂取量や供給量を変化させることが望ましい。そのためには望ましい体格をあらかじめ定めておかなくてはならない。

　成人期以後には大きな身長の変化はない。したがって，体格管理は，主に体重管理となる。そこで，身長の違いも考慮して体重管理を行えるように，成人の場合じゃ BMI を体格指標として用いる。一方，BMI は成人に対応した体格指数であるため，成長期には適応しない。そこで，乳児・小児の場合は，該当する性・年齢階級の日本人の身長・体重の分布曲線（成長曲線）を用いる。

　なお，体重増加に伴う生活習慣病の発症予防や重症化予防の観点では，身体活動レベル が"低い"に該当する場合は望ましい状態とは言えないため，身体活動量の増加でもってエネルギー収支のバランスを図る必要がある。生活習慣病発症予防の基本的考え方としては，死因を問わない死亡率（総死亡率）が最低になる BMI をもって健康的であると考えるとしている。そこで，レビュー検証として，まず観察疫学研究において報告された総死亡率が最も低かった BMI の範囲（18 歳以上）が確認された（表 9-1）。

　つぎに，日本人の BMI の実態等を含めて総合的に判断し，表 9-2 に示す範囲を目標 BMI の範囲としている。なお，図 9-7 に参考として，目標とする BMI 範囲に対応した割合の分布を示す。

表9-1　総死亡率が最も低かったBMI範囲

年齢（歳）	総死亡率が最も低かったBMI（kg/㎡）
18～49	18.5～24.9
50～69	20.0～24.9
70以上	22.5～27.4

表9-2　目標とするBMI範囲

年齢（歳）	目標とするBMI（kg/㎡）
18～49	18.5～24.9
50～69	20.0～24.9
70以上	21.5～24.9

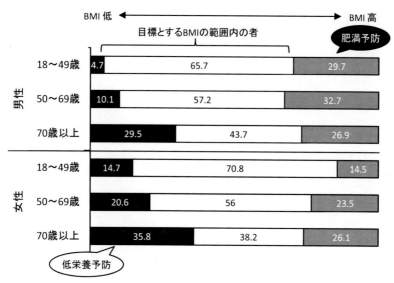

図9-7 日本人の性・年齢階級別BMIの分布－目標とするBMIの範囲に対応した割合－

（平成22年, 23年国民健康・栄養調査結果から）

4）推定エネルギー必要量の計算

エネルギー収支のバランスを取ることがエネルギー必要量の基本であることから，推定エネルギー必要量＝総エネルギー消費量となり，次の式が成り立つ。

推定エネルギー必要量＝基礎代謝基準値（kcal/kg/日）×参照体重（kg）×身体活動レベル

なお，先に触れたように，乳児および小児期の場合は，身体活動に必要なエネルギーに加えて組織合成に要するエネルギー（総エネルギー消費量に含む）と組織増加分のエネルギー（エネルギー蓄積量）を余分に摂取する必要がある。

推定エネルギー必要量の計算式における"基礎代謝基準値"は，日本で測定された 12 の研究における成人の基礎代謝基準値および6～17歳の多数例の検討を踏まえて，表9-3 のようにまとめられている。

表9-3 基礎代謝基準値および参照体重（日本人の食事摂取基準2015年版）

性　別	男　性		女　性	
年　齢	基礎代謝基準値 （kcal/kg 体重/日）	参照体重 （kg）	基礎代謝基準値 （kcal/kg 体重/日）	参照体重 （kg）
1 ～ 2	61.0	11.5	59.7	11.0
3 ～ 5	54.8	16.5	52.2	16.1
6 ～ 7	44.3	22.2	41.9	21.9
8 ～ 9	40.8	28.0	38.3	27.4
10 ～ 11	37.4	35.6	34.8	36.3
12 ～ 14	31.0	49.0	29.0	47.5
15 ～ 17	27.0	59.7	25.3	51.9
18 ～ 29	24.0	63.2	22.1	50.0
30 ～ 49	22.3	68.5	21.7	53.1
50 ～ 69	21.5	65.3	20.7	53.0
70以上	21.5	60.0	20.7	49.5

　この基礎代謝基準値は，参照体位において推定値と実測値が一致するように決定されているため，基準から大きく外れると推定誤差が大きくなる。その誤差の計事として，肥満者では過大評価となるため，この基準値で計算された推定エネルギー必要量は，真のエネルギー必要量に比べて大きくなってさらに体重が増加する確率が高くなり，やせでは過小評価となるため，推定エネルギー必要量が真のエネルギー必要量に比べて小さくなってさらに体重が減少する確率が高くなるといった問題がある。そこで，とくに BMI が 30 kg/㎡程度までであれば体重による誤差が生じにくいことが確認されている「国立健康・栄養研究所の式」（図9-8）での基礎代謝量の推定も可能である。

●男性
$(0.0481 \times W + 0.0234 \times H - 0.0138 \times A - 0.4235) \times 1{,}000/4.186$

●女性
$(0.0481 \times W + 0.0234 \times H - 0.0138 \times A - 0.9708) \times 1{,}000/4.186$

W:体重(kg), H:身長(cm), A:年齢(歳)

図9-8　国立健康・栄養研究所の基礎代謝量推定計算式

　推定エネルギー必要量の計算式における“身体活動レベル”は，主に身体活動量の指標であり，二重標識水法で測定された総エネルギー消費量を基礎代謝量で除した指標である。

$$身体活動レベル＝総エネルギー消費量÷基礎代謝量$$

　表9-4に身体活動レベルとその活動内容および活動時間の代表例をまとめている。ただし，高齢者の身体活動レベルは，平均70〜75歳の健康な人を対象とした研究であるため，これより高齢の者に対しては値が高いと考えられる。

表9-4　身体活動レベル別にみた活動内容と活動時間の代表例

身体活動レベル （代表値）	低い（Ⅰ） 1.5 （1.40〜1.60）	ふつう（Ⅱ） 1.75 （1.60〜1.90）	高い（Ⅲ） 2 （1.90〜2.20）
日常生活の内容	生活の大部分が座位で，静的な活動が中心の場合	座位中心の仕事だが，職場内での移動や立位での作業・接客等，あるいは通勤・買い物・家事，軽いスポーツ等のいずれかを含む場合	移動や立位の多い仕事への従事者，あるいは，スポーツ余暇における等活発な運動習慣を持っている場合
中程度強度(3.0〜5.9 METs)の身体活動の1日当たりの合計時間(時間/日)	1.65	2.06	2.53
仕事での1日当たり合計歩行時間(時間/日)	0.25	0.54	1

X. 食事療法と栄養補給

1. 治療食についての基本的理解

　食事が生活の基本的要素のであることは言うまでもなく，栄養素の摂取という食べることは生きることの原点であることに加えて，人間の場合は，心理的・社会的・文化的な営みであることから，たとえ治療食であるといってもこの枠から外れることはない。

　とくに，経口摂取のもたらす効果として，消化吸収や免疫能の維持・改善，腸内細菌がもたらす生理的作用などの効果はいうまでもなく，脳梗塞後などでは経管栄養から経口栄養に切り替えることで生きていることの証となり，表情も生き生きとよみがえり，生きていくための心理的原動力にもなる。

　しかし，対象者の咀嚼・嚥下機能や消化・吸収機能の状況によっては，必ずしも通常の食事形態がとれないばかりか，経口摂取も困難な場合がある。すでに「Ⅶ. 栄養ケア・マネジメント」の章で図 7-3，および表 7-3 として示したが，再度，図 10-1，表 10-1 として栄養補給法の種類と適応について示す。

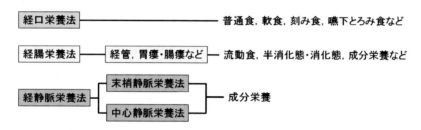

図10-1 栄養補給法の種類

表10-1 栄養補給法決定時の留意点

種類	留意点等
経口栄養法	上部消化管に閉塞性病変がなく，咀嚼・嚥下機能や消化機能が保持されている者が対象。問題のある場合は，経口摂取が可能な食事形態を工夫して栄養素を補給する。自然な生理的栄養補給法であるため，食欲と味覚が満たされ，精神的満足感が得られやすい。
経腸栄養法	歯牙の欠損や咽頭・喉頭部の機能不全による咀嚼・嚥下機能の低下，あるいは食道部の機能低下・障害がある場合に行う。鼻腔から管を挿入する方法（経管栄養法）や，胃や腸に胃瘻あるいは腸瘻を増設
経静脈栄養法	摂食ならびに消化・吸収機能に障害を有する場合には，末梢あるいは中心静脈を経由する栄養補給を行う。 短期間の栄養補給には，末梢静脈栄養法が適応となることが多く，長期の場合は中心静脈栄養法の適応となることが多い。 なお，経静脈栄養法は，経腸栄養法に比べて感染症になりやすいことや腸粘膜の委縮などのデメリットがある。

２．治療食・栄養補給法の概略

1）入院における食事の役割

　入院における食事の役割はいくつか挙げられるが，その最たるものは，治療食の一端を担っているということである。

　治療手段としての入院時の食事の位置づけは，一般食（自然治癒力の増強や体力回復を目的としたもの）と積極的治療食（糖尿病，腎臓病，肝臓病などは薬物投与だけでの治療は困難である）となる。

　また，従来の治療食基準の考え方は，病名別約束食事箋であった。しかし，患者ひとり一人でみるとき，性別・年齢，身長・体重が様々であることはもちろん，合併症の有無と度合い，咀嚼・嚥下能力の差，食物アレルギーの有無など，複数の条件の組み合わせがあり，これらに対応することはできなかった。そこで，現在では栄養成分と食事形態を組み合わせて考えることで，少しでも個人個人に適応した食事に近づけるために"栄養成分別管理"に切り替わりつつある（表10-2）。

表10-2　栄養成分別管理による食事の種類と適応疾患等

食事種	適応疾患	付加指示	主食	副食	
				形態	禁止食品
エネルギーコントロール（P:F:C＝15:25:60）	糖尿病，肥満，心疾患，高血圧，痛風，脂肪肝，慢性肝炎，代償性肝硬変，妊娠高血圧症候群，常食等	食塩○gなどの指示を付加可能 ★	米飯おにぎり全粥分粥麺類ミキサーなど	並菜軟菜特別軟菜きざみミキサー一口大魚ほぐしなど	アレルギー嗜好上薬剤関連その他
たんぱくコントロール（たんぱく質20～60 g）	腎不全，慢性腎炎，透析，急性肝炎，非代償性肝硬変，肝不全等	カリウム，リンなどその他の指示 ★			
脂質コントロール（低脂肪）	膵炎，胆囊炎，胆石症，急性肝炎等				
易消化	胃・十二指腸潰瘍等				
胃切除術後	消化管術後				

2）家庭における治療食

　慢性疾患の場合，退院してからも治療は継続する。しかし，当然ながらいつまでも病院で毎食摂取するわけにはいかないため，家庭で治療食を実施していくことは欠かせない。また，将来のあるべき医療提供体制は，地域医療酵素の基本理念である地域完結型の医療提供体制の構築を基本とし，患者住所地ベースの医療需要に基づいて確保することとされている。その一方で，医療介護機能の再編も計画され，図10-2のように，病院における急性期病床を減少させ，在宅医療や在宅介護の充実を図るモデルが示されている。そして，高齢者の多くは何らかの疾患を併せ持つことも多いことから，医療と介護の連動・連携の強化が必要となっている。

　そこで，家庭で治療食を実行できるようにするためには，日常の治療食のために頭を柔らかくして，手作りのみにこだわらず，外食のことや，宅配の利用，治療用特殊食品の勧めなど，日頃から情報の収集に努め，アレンジ法を知っておくことも大切である。また，食事のみでなくライフスタイルや行動療法，精神面のサポートなどが必要であり，管理栄養士・栄養士に関わらず，看護師や介護福祉士など在宅医療・介護に関わるあらゆる専門職員もこれらの知識を持っておくことは有効である。

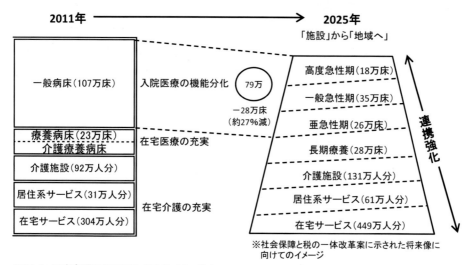

図10-2　医療介護機能再編の方向性イメージ

（「大川　清：ヒューマンニュートリション，No.22, 2013年」より）

3）経管栄養

(1)　経管栄養法の種類

　とくに高齢者の場合，咀嚼・嚥下機能など様々な生理学的状況により経口摂取ができないケースもある。この場合，チューブを介して栄養分を補給する"経管栄養法"の実施が必要となる。経管栄養法では，消化管機能の状況によって消化管へ栄養分を投与する"経腸栄養法"と血管へ投与する"経静脈栄養法"があり，さらに経静脈栄養法は，末梢静脈へ投与する"末梢静脈栄養法"と上大静脈付近に投与する"中心静脈栄養法"に分けることができる（図10-3）。

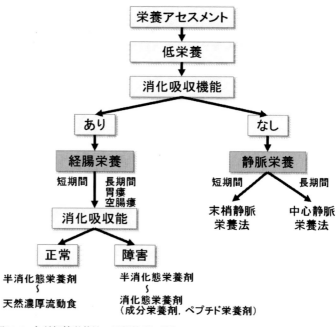

図10-3　各種経管栄養法の選択検討の流れ

(2)　経腸栄養法

　経腸栄養法は，消化吸収機能がある程度正常な場合に用いられる生理的な栄養法であり，経静脈栄養法に比べると維持管理が比較的容易であり，代謝上の合併症も少ない。しかし，残存消化吸収機能の状態によって，用いられる経腸栄養剤の種類は異なる（表10-3）。

表10-3　経腸栄養剤の種類と特徴

	自然食品流動食	半消化態栄養剤	消化態栄養剤
三大栄養素			
窒素源	たんぱく質	たんぱく質	アミノ酸・ペプチド
糖質	でんぷん	デキストリン	デキストリン
脂肪	多い	やや少ない	非常に少ない
その他の栄養成分	十分	不十分	不十分
繊維成分	(＋)	(＋), (－)	(－)
味・香り	良好	比較的良好	不良
消化	必要	多少必要	不要
投与経路	経鼻➡胃	経鼻➡胃	経鼻➡十二指腸
溶解性	比較的良好	比較的良好	良好
残渣	比較的少ない	少ない	きわめて少ない
浸透圧	低い	低い	高い
適応	狭い	かなり広い	広い

　先に記したように，経腸栄養法は経静脈栄養法に比べると管理が容易とはいえ，やはり合併症や事故などの発生は，通常の経口摂取に比べると高い。そこで，表 10-4 に経腸栄養法実施時に想定される合併用とその対策や処置の例についてまとめた。

表10-4　経腸栄養法実施時に想定される合併症とその対策・処置

合併症	対策及び処置
【手技, 管理上の合併症】	
・チューブ自然技法, 位置異常	・チューブの確実な固定, 挿入時位置の確認
・チューブ挿入部位皮膚のびらん, 出血, 感染	・清潔なツー部の使用, 挿入部位周囲皮膚の保護
・経鼻チューブによる食道気管瘻, 消化管穿孔	・チューブの愛護的挿入, 　　合併症発生時はチューブの抜去, IVH 　　必要に応じてドレナージ手術
・逆流性食道炎, 嚥下性肺炎	・チューブ先端を空腸内に留置する 　　栄養剤注入時は半座位とする
【消化器系合併症】	
・悪心, 嘔吐, 下痢, 腹部膨満	・注入量, 濃度を徐々に上げる 　　注入速度を原則として00mL/時以下とする 　　合併症発生時は速度, 濃度, 量の順に下げる
・急性消化管拡張症	・急速注入を避ける 　　急速大量投与を行わない
【代償性合併症】	
・糖代謝異常 　　高血糖, 低血糖, 　　非ケトン性高浸透圧性昏睡	・投与速度, 濃度に留意 　　血糖コントロール, 脱水の是正, 　　インスリン, 生理的食塩水投与
・たんぱく代謝異常 　　高窒素血症, 高アンモニア血症, 肝性昏睡	・尿量確保, 　　BCAAの投与, 　　ラクツロース(腸管アンモニア吸収抑制)の投与
・脂質代謝異常 　　必須脂肪酸欠乏症	・脂肪乳剤の定期的投与
・電解質異常	・補正用電解質液の投与
・肝機能異常	・過剰投与に留意, 減量減速中止

（3） 経静脈栄養法

　経静脈栄養法は，消化管機能が低下し，経腸栄養では栄養状態の維持が見込めず，かつ低栄養によるリスクのある患者が適応となる。しかし，栄養状態が良い場合であれば，1週間程度の飢餓であれば，経口摂取が再び可能になれば問題なく回復できる。また，経静脈栄養では消化管萎縮などの問題も発生する。そこで，次のようなことを留意して静脈栄養法の適応を判断する。

① 　体内の栄養成分を維持するために十分に食べることができないか，食べてはいけない，あるいは食べる意思がない場合

② 　末梢静脈栄養は経口摂取が不可能か外部からの栄養素を吸収できない場合，あるいは中心静脈栄養（TPN）が不可能であるが2週間までの期間に栄養補給する必要がある場合

③ 　TPNは静脈栄養が2週間以上必要な場合や，末梢静脈による管理が制限されている場合，多くの栄養素あるいは水分制限が必要な場合，TPNのメリットがリスクを上回る場合

　上記のことを考慮して，経静脈栄養法の適応症として，まず，経口摂取が不能な場合が挙げられる。これは，例えば，食道癌，胃癌，胃潰瘍，十二指腸潰瘍，膵頭部領域癌，クローン病，イレウスなど消化管の狭窄や閉塞がある場合や，大手術後などが該当する。つぎに，経口摂取が不十分な場合として，低栄養患者，放射線療法や抗腫瘍薬の副作用，消化器症状の強い場合などが該当する。そして，経口摂取が好ましくない場合として，消化管出血，急性膵炎，潰瘍性大腸炎の急性期，難治性下痢，広範囲での腸切除後，肝性脳症などが該当する。

　なお，経静脈栄養法は，直接血管に栄養分を投与することから，感染予防に対してとくに注意が必要である。また，合併症として，中心静脈栄養では，機械的合併症（気胸，不整脈，動脈穿刺，空気塞栓，カテーテル閉塞，カテーテル位置異常，カテーテル熱，敗血症など）や代謝性合併症（高血糖，抗浸透圧性非ケトン性昏睡，酸・塩基平衡，電解質異常，肝機能障害，腸管委縮，低ナトリウム血症・浮腫など）が，そして末梢静脈栄養では静脈炎などに注意が必要である。

4） たんぱく質量を変える治療食

　治療食において，疾患によってはたんぱく質の摂取量を制限（減らす）したり，逆に十分に摂取させたりと複雑である。たんぱく質量に変化をもたせる代表的な疾患としては，肝臓病と腎臓病がある。高たんぱく質食とするものとしては，急性肝炎初期，慢性肝炎，代償性肝硬変などがあり，低たんぱく質食とするものには，非代償性肝硬変，慢性肝不全，腎炎，腎不全などがある。なお，肝硬変や肝不全の場合，低たんぱく食であっても肝性脳症の予防を目指す場合には，低たんぱく質食としながらも，時には，分岐鎖アミノ酸（BCAA）顆粒の投与やBCAAを増強したアミノ酸製剤の輸液を行う（図10-4）。

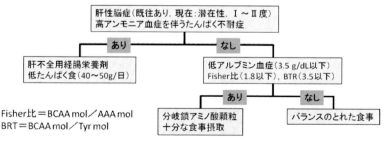

図10-4　肝硬変・肝不全時の分岐鎖アミノ酸顆粒投与検討の流れ

　なお，低たんぱく質食の時には，通常エネルギーは充分に摂取する必要がある。そのことを理解してもらうために，腎臓病について説明する。

　腎臓は，尿を生成して，体内の老廃物や余分なミネラルなどを排泄する。しかし，腎臓病になると，尿の生成能力が低下するため，腎臓に負担をかけないための食事療法が重要となる。そこで，腎臓病治療食の基本について表10-5にまとめた。低たんぱく質としながらもエネルギーは充分に摂取させる理由を表10-5にも記しているが，この理由は病態や栄養素の代謝を逆にたどって考えると理解しやすい。つまり，尿量が減少することで老廃物が増加するが，この老廃物のほとんどはたんぱく質・アミノ酸由来（尿素，アンモニアなど）である。そのため，たんぱく質の摂取を制限するのであるが，ここでたんぱく質の摂取量制限のために仮に主菜を減らした場合，同時にエネルギー摂取量も減少する。しかし，細胞にはエネルギーが必要不可欠であるため，このエネルギー確保が優先され，摂取したたんぱく質だけでなく体たんぱく質をも分解してしまう。その結果，外因性（食事性）たんぱく質由来の老廃物が減少しても，内因性（筋肉由来）たんぱく質由来の老廃物が増加してしまっては元も子もないからである。このように，食事療法の基準は，病態（症状）と代謝をたどれば理解しやすい。

表10-5　腎臓病治療食の基本

①ナトリウム制限（減塩・塩分制限）
　体内の余分なナトリウムは尿を通じて体外に排泄される。塩分の過剰摂取は，食塩とともに体内に入ってくるナトリウムを排泄するために腎臓に負担がかかるほか，体内の水分貯留や血圧上昇によって，浮腫（むくみ）を悪化させる。

②たんぱく質制限
　体内で生成される老廃物のほとんどはたんぱく質を分解することでできるアンモニアや尿素である。これらの血中濃度が高くなることで，高アンモニア血症や尿毒症を引き起こす。そのため，これらの老廃物の材料であるたんぱく質を制限する必要がある。制限して，これらの濃度の上昇を抑制することは，腎臓への負担を軽減することにもつながるため，腎臓病の食事療法では中心的となる。

③エネルギーは充分に摂取する
　たんぱく質の摂取を制限しても，摂取したエネルギーが少ないと，不足したエネルギーを補うために，筋肉を分解し，体内の老廃物を増加させてしまう。そのため，筋肉のたんぱく質を分解させないために充分なエネルギー摂取が必要となる。

　なお，たんぱく質を制限しつつエネルギー摂取量を確保する方法としては，主菜を減らして主食を増やすこと以外に，例えば「鯵の塩焼き」を「鯵フライ」とするだけでも衣の部分の炭水化物（小麦粉，パン粉）と揚げ油でエネルギーは増加し，さらに，「鯵フライの甘酢あんかけ」にすることで，とろみとして利用した片栗粉由来の炭水化物と味付けに使われた砂糖などでエネルギーを増加させることが可能である。また，でんぷん米やでんぷんスパゲッティー，あるいは砂糖の代わりに粉飴（甘さは砂糖の約1/3で，エネルギーは同等）のような特殊医療食品などの利用も可能である。

5）エネルギー制限

　エネルギー制限が必要な疾病としては，肥満症と糖尿病が代表的である。ただし，肥満症にしても糖尿病にしても，基本的には適正エネルギー摂取量でバランスのとれた食事，言い換えればダイエット食あるいは健康長寿食ともいえるものであることから，ここでは糖尿病について記す。

　まず，糖尿病とは，血糖値を下げるインスリンの分泌あるいは作用が低下することによって高血糖状態が続く疾患である（図10-5）。

1．インスリン依存型（Ⅰ型）糖尿病：インスリンの絶対的不足
　　若年で多く発症し，インスリン分泌が低下した状態

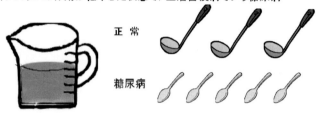

正　常

糖尿病　　　　　　※おたまの数が少なく，水の
　　　　　　　　　　くみ出しに時間がかかる。

2．インスリン非依存型（Ⅱ型）糖尿病：インスリンの相対的不足
　　インスリンの作用が低下した状態で，生活習慣病でいう糖尿病

正　常

糖尿病

※おたまよりも小さく，くみ出せる
　量が少ないため時間がかかる。

図10-5　糖尿病の種類

　この高血糖状態が長く続くと，糖尿病性網膜症（失明）や糖尿病性腎症（腎不全），壊疽（四肢切断）などの合併症を招く。とくに，糖尿病性腎症によって腎不全を来たし，人工透析が必要になると，虚血性心疾患も併発しやすく，5年生存率は40〜50％といわれる。

　血糖値は，食事を摂取することによって上昇するものであることや，とくにインスリンの相対的不足であるインスリン非依存型（Ⅱ型）糖尿病の発症要因には肥満が関与している（図 10-6）。そのため，糖尿病の治療には絶対不可欠である。表 10-6 に糖尿病の治療法についてまとめた。

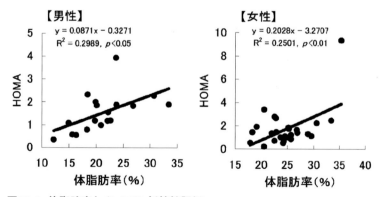

図10-6. 体脂肪率とインスリン抵抗性評価
HOMA–R値：［空腹時血糖×血中インスリン］÷405で算出され，2.5以上でインスリン抵抗性（相対不足）と判定。

表10-6　糖尿病の治療法

①食事療法

　適正体重に対して摂取栄養素のバランスが良く，適性な摂取エネルギー量で食事を摂取することが基本。適正な摂取エネルギーは，適正体重に安静にしている人の場合は20〜25kcalを，軽労作の人は25〜30kcalを，中等度の労作の人は30〜35kcalをかけた数値が目安。

　また，欠食することなく食事時間をできるだけ規則正しく決めることが血糖コントロールのポイント。

②運動療法

　体脂肪が多いとインスリンの効果が低下する。運動療法は体脂肪を減らすために，軽度の運動を1日合計20分以上，1回の運動を10分以上行う必要がある。また，運動を行うことは，インスリンの節約にもなるため，血糖コントロールにも効果的。

　さらに，筋肉量を維持するために，可能であれば軽度レジスタンス運動（腹筋や腕立て伏せ，ダンベル体操など）も勧められる。

③薬物療法

　インスリンや経口血糖降下剤を使用する。ただし，食事療法で上手く血糖コントロールができない場合であり，薬物療法を行う場合でも，食事療法はしっかり行わなくては効果が得られない。

　食事療法を実施する場合，医師からどの程度のエネルギー摂取とすべきかを示す，"指示エネルギー量"が提示される。この指示エネルギー量の決定基準は図10-6の通りである。

エネルギー摂取量算出の目安（成人期）＝標準体重[※1]×身体活動量[※2]

　※1　標準体重（kg）＝身長（m）^{2}×22＝身長（m）×身長（m）×22

　※2　身体活動量の目安（体重1kgあたり）

軽い労作　（主にデスクワーク，主婦等）	20 kcal　〜　30 kcal
普通労作　（立ち仕事が多い職業）	30 kcal　〜　35 kcal
重い労作　（力仕事の多い職業）	35 kcal　〜

図10-6　糖尿病食品交換表を参考にした1単位（80 kcal）の量と単位配分

　食事療法を実施する上では，日本糖尿病学会編の「糖尿病食事療法のための　食品交換表」を用いると便利である。これは，食品を成分的特徴や役割でもって6つのグループ（＋調味料）に分類し，"1単位＝80 kcal"とエネルギーベースで統一した目安の量を示したうえで，それぞれの食品グループでの単位の振り分け（使用量）例を示したものである（図10-6）。なお，図中（下部）の"単位の振り分け例"は，1日量として示しているが，「糖尿病食事療法のための　食品交換表」では，これをさらに朝食・昼食・夕食・間食として振り分け例を示している。

食品分類表	食品1単位の目安量	表1 穀類・芋類	表2 果物	表3 肉や魚	表4 乳製品	表5 油	表6 野菜	調味料
		ごはん50g (小茶碗半分)	みかん200g (Mサイズ2個)	牛もも肉40g	普通牛乳120mL	植物油10g (大さじ1弱)		みそ40g (大さじ2)
		食パン30g (6枚切り半分)	バナナ100g	鮭切身60g	ヨーグルト120g (全脂無糖)	バター10g		砂糖20g (大さじ2)
		ゆでうどん80g	リンゴ150g	鯵開き干し40g (可食部 小1枚)		マヨネーズ10g	合計300g	ケチャップ60g (大さじ3)
		じゃがいも110g (中1個)		卵450g (M 1個)				

【指示エネルギー量に従って単位配分を行った場合の例】

1,440 kcal	9.0 単位	1.0 単位	4.0 単位	1.5 単位	1.0 単位	1.0 単位	0.5 単位
1,600 kcal	11.0 単位	1.0 単位	4.0 単位	1.5 単位	1.0 単位	1.0 単位	0.5 単位
1,840 kcal	12.0 単位	1.0 単位	5.0 単位	1.5 単位	2.0 単位	1.0 単位	0.5 単位

【備考】

図10-7 糖尿病食品交換表を参考にした1単位（80 kcal）の量と単位配分

XI. ライフステージ別の食生活

1．なぜライフステージ別に栄養素摂取だけでなく食生活を考えるのか

　年齢階級が異なれば，身長や体重が大きく異なり，また体組成も異なることから，当然栄養素摂取について同じに考えることはできない。しかし，ライフステージ別に考える（留意する）のは，栄養素摂取だけでなく，食生活全般（食べ方，料理・食事形態）にもいえることである。それは，ライフステージによって生理的機能が異なり（小児では未熟・高齢者では衰退），精神作用や本人の考え方なども異なるからである。

　たとえば，子どもは，成人に比べると必要とする栄養素量は多いが，体重あたりでの胃の大きさが成人に比べて小さいために，1回の食事で必要な量の栄養素の摂取ができない。そのため，栄養学的には，"おやつ（間食）"も食事の1つとして捉え，とくに保育所を例に挙げると，1回の間食で1日に必要なエネルギーの約10〜15%として，1〜2歳児で1日2回，3〜5歳児で1日1回与える。また，この"おやつ"は，子どもにとっては通常の食事とは異なり，楽しみなものであることから，精神的満足を与えることにもなる。

　そこで，「成人期」については，すでにこれまでの章において詳細に記してきていることから，ここではとくに「妊娠期」，「思春期」，「高齢期」における食生活の留意事項について，いくつか記していく。

2．妊娠期

　妊娠期の栄養状態は，母体はもちろんのこと胎児にも影響する。栄養素摂取の過剰は過剰で母子ともに問題が発生するリスクが高まり，不足は不足なりの問題リスクが高くなる。そこで，「日本人の食事摂取基準」では，とくに"不足"については，母体が本来必要としている（非妊娠期）ときの摂取基準に，母体への蓄積や胎児への供給を考慮して増やすべき量（付加量）も示している（表11-1）。

表11-1　妊娠期で付加量が示されている栄養素

三大栄養素	：たんぱく質，n-6系脂肪酸，n-3系脂肪酸
脂溶性ビタミン	：ビタミンA，ビタミンD
水溶性ビタミン	：ビタミンB1，ビタミンB2，ビタミンB6，ビタミンB12，葉酸，パントテン酸，ビオチン，ビタミンC
多量元素	：マグネシウム
微量元素	：鉄，亜鉛，銅，ヨウ素，セレン

しかし，実際にはこの付加量を数値として捉えて実践することは，一般の妊婦には不可能である。そこで，妊娠期及び授乳期の望ましい食生活の実現を目的として2006年に厚生労働省によって「妊産婦のための食生活指針」が提示された。

この食生活指針では，食事内容や食生活だけではなく，心と体の両方の健康に配慮して9項目のアドバイスが表11-2のように示されているほか，理想的な食事の組み合わせ方や量を示した「妊産婦のための食事バランスガイド」や，体格に応じた妊娠期の望ましい体重増加量を示した「妊娠全期間を通しての推奨体重増加量」（表 11-3）と「妊娠中期から末期における1週間あたりの推奨体重増加量」（表 11-4）なども盛り込まれている。

表11-2　妊産婦のための食生活指針

・　妊娠前から，健康なからだづくりを
・　「主食」を中心に，エネルギーをしっかりと
・　不足しがちなビタミン・ミネラルを，「副菜」でたっぷりと
・　からだづくりの基礎となる「主菜」は適量を
・　牛乳・乳製品などの多様な食品を組み合わせて，カルシウムを十分に
・　妊娠中の体重増加は，お母さんと赤ちゃんにとって望ましい量に
・　母乳育児も，バランスの良い食生活のなかで
・　たばことお酒の害から赤ちゃんを守りましょう
・　お母さんと赤ちゃんの健やかな毎日は，からだと心にゆとりのある生活から生まれます

表11-3　体格区分別妊娠全期間を通しての推奨体重増加量

体格区分[1]	推奨体重増加量
低体重（やせ）　：BMI 18.5未満	9 〜 12 kg
ふ　つ　う　：BMI 18.5以上25.0未満	7 〜 12 kg[2]
肥　満　：BMI 25.0以上	個別対応[3]

[1]　体格分は非妊娠時の体格による。
[2]　体格区分が「ふつう」の場合，BMIが「低体重（やせ）」に近い場合には推奨体重増加量の上限側に近い範囲を，「肥満」に近い場合には推奨体重増加量の加減側に近い範囲を推奨することが望ましい。
[3]　BMIが25.0をやや超える程度の場合は，おおよそ5 kgを目安とし，著しく超える場合には，他のリスク等を考慮しながら，臨床的な状況を踏まえ，個別に対応していく。

表11-4　体格区分別妊娠中期から末期における1週間あたりの推奨体重増加量

体格区分	1週間あたりの
低体重（やせ）　：BMI 18.5未満	0.3 〜 1 kg/週
ふ　つ　う　：BMI 18.5以上25.0未満	0.3 〜 1 kg/週
肥　満　：BMI 25.0以上	個別対応

・　体格分は非妊娠時の体格による。
・　妊娠初期については体重増加に関する利用可能なデータが乏しいことなどから，1週間あたりの推奨体重増加量の目安を示していないため，つわりなどの臨床的な状況を踏まえ，個別に対応していく。

この体重増加は，胎児の順調な発育の推量にも役立つが，この目安を超えたペースでの体重増加は，表11-5 に示すような妊娠中の肥満に伴う問題発生の監視のためにも重要である。

表11-5　妊娠期における肥満の影響

関連項目	内容
妊　娠　中	妊娠高血圧症候群，常位胎盤早期剥離，子癇，脳出血，妊娠糖尿病，腎不全，腰痛
分　娩　時	微弱陣痛，分娩時大量出血，回旋異常，産道損傷，児頭骨盤不均衡，難産（帝王切開）
帝王切開時	創部感染，創部離開，静脈血栓症，肺塞栓症
新　生　児	巨大児，低血糖，子宮内胎児発育障害
そ　の　他	産褥卵巣機能回復遅延，続発性不妊症，産後の生活習慣病

3. 思春期

1）摂食障害

　経静脈栄養法は，消化管機能が低下し，経腸栄養では栄養状態の維持が見込めず，かつ低栄養によるリスク

　成長期は，身体だけでなく神経系も活発に発育する時期であり，この成長は，スキャモンの発育曲線でみると，とくに脳の重量などを示す神経型の発育は，そのほかの期間に比べると非常に早く，幼児期から学童期にかけて，成人の80%まで達していく（図11-1）。

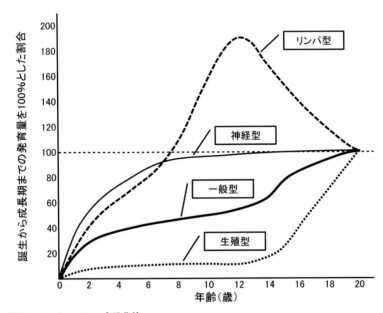

図11-1　スキャモンの成長曲線

　この脳の発育に伴って，小学校高学年になれば，自己肯定感を持ち始める一方で，発達の個人差によって自己に対して肯定的な意識を持つことができず，自尊感情の低下によって劣等感を持ちやすくなる。さらに，思春期になると，自意識と客観的事実との違いに悩み，いろいろな葛藤を抱えて自らの生き方を模索するようになる，いわゆる反抗期に入ってくる。また，思春期後半（高校生頃）になると，親の保護のもとから社会参画によって貢献するなど，自立した大人になるための最終段階となる。このとき，大人の社会でどのように生きていくかという課題に対して真剣に模索するとともに，社会の中での自分の立ち位置を強く意識するようになる。

　この時期でとくに食生活に関連して記しておきたいのは，"摂食障害"である。摂食障害は，食行動に異常がみられるものであり，「神経性食欲不振症」と「神経性過食症」に分けられる。要因としては，遺伝的要因や家族要因，社会要因，性格傾向など複数の因子が関与するが，心理的ストレスや困難を契機に，10〜20歳代の女性で発生することが多い。発症者の9割が女性であるが，神経性食欲不振症も神経性過食症も，痩身願望（やせ願望）が強く，体重増加に対してこう不振を抱いた入り，自己評価が体型や体重の影響を受けるなどの特徴がある。また，経過中は，神経性食欲不振症と神経性過食症が互いに移行する場合もある。

　神経性食欲不振症は，やせを来す基礎疾患を持たず，極度の食事制限，絶食，過剰活動，排出行動（自己誘発性の嘔吐や下剤の乱用）によって，低体重となり，無月経を呈する。また，栄養障害による成長障害や骨粗鬆症，不妊症，貧血などの問題意識に乏しい。一方，神経性過食症の特徴としては，ドカ食いとそれに対する罪の意識や体重増加を防ぐための代償行為を繰り返し，過食後には強い抑うつや後悔に陥ることがある。そして，両方に共通して，異常行動がある。その例として，摂食障害患者41例での調査の結果，万引きをしたことのあるとの回答率が 44％と高率であり，回数も複数回であるとの報告が，2011 年に行われた「第 107 回日本精神神経学会学術総会」でなされている。

２）若年女性における食習慣と体調不良の関係

　摂食障害とまではいかないが，近年では若年女性における痩身願望の強まりに伴う健康障害が懸念されている。その背景として，若年者では，行動範囲の拡大や生活スタイルの自立化に伴い，生活リズムが不規則になり，食習慣では，欠食，まとめ食い，間食，夜食，外食の増加により栄養バランスを崩しやすい。とくに女性においては，ダイエット志向から誘引される欠食や食行動異常，やせに加え，近年ではサプリメント・ダイエット食品などへの依存もみられ，正しい食習慣が形成できていない，あるいは食への意識が低い傾向にある。

　若年女性における正しい食習慣の形成は，とくにに今後，妊娠・出産を経て母親となり，子育て世代となる年代であることから必至である。また，好ましくない食習慣状況下では，病気になりがちで，健康被害を招きやすいことは周知の事実であるが，幼少期から形成されてきた食習慣を変容することは容易でないことや，ライフスタイルを見直す機会が少ないことも事実である。

　そこで，現在の食習慣と不定愁訴や主観的な健康状況の認識との関連性について，表 11-5 に示すような内容で筆者らが実施し，2016 年 6月に「第 11 回 日本食育学術会議」で報告したアンケート調査結果を紹介する。

　まず，不定愁訴との関係について（図11-2），食習慣得点が低いほど状況得点が低い傾向にあり，とくに食習慣得点が「不良」は，他の食習慣状況群に比べて有意な低値であるこ

表11-5　調査研究の方法の概要

【調査対象者】
　女子大学生70名（平均年齢19.8±0.4歳）

【調査項目】
　不定愁訴（疲労調査），本人の主観による健康状態，および食習慣状況で構成
・不定愁訴
　日本産業衛生学会・産業疲労研究会による30項目の「自覚症状調べ」
　※「眠気とだるさ症状」「意識の集中困難」「局在的身体違和感」ごとに10項目
・本人の主観による健康状況
　「風邪をひきやすい」「風邪が治りにくい」「下痢をしやすい」「お腹が痛くなりやすい」
　「医者によくかかる」「貧血・貧血傾向である」「生理不順気味」の7項目
・食習慣調査
　欠食を含む食行動や，食品の摂取状況に関する24項目

【解析準備処理】
・食習慣の評価の得点化
　あらかじめ設定した設問ごとの回答得点（0〜3点）を用いて，満点に対する
　百分率を食習慣得点とした。
・対象者グルーピング
　食習慣得点の平均±SDは，59.8±10.5点であったこと，また最低点が36.5点，
　最高点が84.4点であったことを踏まえ，食習慣得点で，4グループに分類した。

　　　　優　：70点以上（n＝13）　　　　良：60〜70点未満（n＝21），
　　　　良　：60〜70点未満（n＝21），
　　　　可　：50〜60点未満（n＝25）
　　　　不可：50点未満（n＝11）

・不定愁訴および本人の主観による健康状況の得点化
　各分類ごとに30点満点に対する合計値の百分率を得点とした。

とが多かった。これは，若年層に一貫して言えることであり，食生活だけでなく，ライフスタイルの影響もあると考えられる。

　主観的健康状況については，表 11-6 に示すように，項目別では「貧血・貧血傾向である」のみ「優」と「不良」間に有意差があり，それ以外の項目には有意差がなかった。しかし，総合得点では，「不良」が「優」および「良」に比べて有意差に低得点であったことは興味深い。自身では具体的に健康状況をつかめてはいないが，漠然と体調がすぐれないことに食習慣が影響していると認識しがたい，食習慣を変容しようとする機会を生み難くしているのかもしれない。

　なお，ある研究者の報告では，貧血群に不定愁訴を持つ者が多い一方で，貧血者の 5 割は以前にも指摘されていたにも関わらず，その約 2 割は全く問題意識を持っていなかったという実態から，発見初期の保健指導による生活改善などによって健康な身体を実感させ，健康行動を実行させる必要があることを示唆している。今回の調査においても，食習慣状況と「貧血・貧血傾向である」との回答と食習慣に関連があったことから，若年女性の特徴でもある，①月経②食事時間の不規則さ③一人暮らしで食事内容のアンバランス④ダイエットなど，食事に対しての意識が低いという報告の警鐘を裏付ける結果といえる。

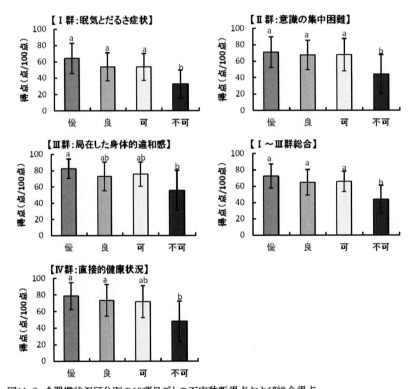

図11-2　食習慣状況区分別の10項目ごとの不定愁訴得点および総合得点
データ＝平均得点±SD（得点が高いものほど，各不定愁訴の状態が良い）
母平均の差の検定は，ノンパラメトリック検定（クラスカル・ウォリス検定）にかけた上で，Steel-Dwassの多重比較検定でもって
母平均の差の検定を行い，同じアルファベットを持たない群間にp＜0.05で有意な差があるとして表現した。

表11-6　食習慣状況区分別「本人の主観による健康状況」の得点

食習慣状況区分	優	良	可	不可
風邪をひきやすい	2.92 ± 1.38 a	3.00 ± 1.22 a	2.68 ± 1.35 a	1.73 ± 1.49 a
風邪が治りにくい	2.77 ± 1.48 a	3.52 ± 0.75 a	2.80 ± 1.41 a	2.00 ± 1.79 a
下痢をしやすい	3.46 ± 0.88 a	2.86 ± 1.39 a	3.00 ± 1.41 a	1.64 ± 1.75 a
お腹が痛くなりやすい	2.77 ± 1.48 a	2.67 ± 1.49 a	2.48 ± 1.64 a	1.09 ± 1.51 a
医者によくかかる	3.62 ± 1.12 a	3.57 ± 0.75 a	3.44 ± 1.00 a	3.18 ± 1.40 a
貧血傾向にある	3.46 ± 1.13 a	2.29 ± 1.62 ab	2.96 ± 1.40 ab	1.82 ± 1.60 b
生理不順気味	2.92 ± 1.71 a	2.57 ± 1.63 a	2.64 ± 1.73 a	2.00 ± 1.61 a

データ＝平均得点±SD（得点が高いものほど状態が良い）
母平均の差の検定は，ノンパラメトリック検定（クラスカル・ウォリス検定）にかけた上で，Steel-
Dwassの多重比較検定でもって母平均の差の検定を行い，同じアルファベットを持たない群間に p
<0.05で有意な差があるとして表現した。

4．高齢期

1）高齢化と低栄養の問題

　高齢者とは，総務省による人口推計では，65歳～74歳を"前期高齢者"，75歳以上を"後期高
齢者"と分類している。すでに何か所かで触れたが，我が国の高齢化率は，表11-7に示すように，
65歳以上の割合で2015年の26.6%から2025年には30%以上（国民3人1人が65歳以上）が見
込まれ，75歳以上の人口割合でも，2015年の13%から2035年には20%以上（国民4人に1人が
75歳以上）と超高齢社会になると見込まれている。

表11-7　日本における高齢者数予測［出生中位～人口置換水準到達（死亡中位）推計］

	2015年	2020年	2025年	2030年	2035年	2040年
65歳以上高齢者人口（割合）	3395万人（26.60%）	3612万人（29.10%）	3657万人（30.30%）	3685万人（31.60%）	3741万人（33.40%）	3868万人（36.10%）
75歳以上高齢者人口（割合）	1646万人（13.00%）	1879万人（15.10%）	2179万人（18.10%）	2278万人（19.50%）	2245万人（20.00%）	2230万人（20.70%）

※65歳以上人口＝65～74歳人口＋75歳以上人口

資料）国立社会保障・人口問題研究所　平成24（2012）年3月30日公表資料

　この高齢化の速度は，数十年のずれで追随している韓国を除けば，世界に類を見ない速さである
（図11-3）。加齢とともに，味覚や聴覚，嗅覚，触覚などすべての感覚機能は低下するほか，筋力，
心肺機能，平衡感覚，消化吸収機能，代謝調節機能などあらゆる生理機能が低下する。このような
高齢による衰弱のことを"フレイルティ"という（表11-8）。

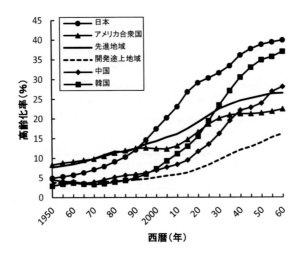

図11-3 世界の高齢化率の比較
「UN, World Population Prospects: The 2012 Revision」より抜粋作成
先進地域とは，北部アメリカ，日本，ヨーロッパ，オーストラリア及びニュージーラン
ドからなる地域をいう。
開発途上地域とは，アフリカ，アジア（日本を除く），中南米，メラネシア，ミクロネシ
ア及びポリネシアからなる地域をいう。
日本のデータは，2010年までは総務省「国勢調査」，2015年以降は国立社会保
障・人口問題研究所「日本の将来推計人口（平成24年1月推計）」の出生中位・死
亡中位仮定による推計結果による。

表11-8 フレイルティの定義と判定

①	体重減少
②	主観的疲労感
③	日常生活活動量の減少
④	身体能力（歩行速度）の減弱
⑤	筋力（握力）の低下

3項目以上該当：フレイルティ
1～2項目該当：フレイルティ前段階

　フレイルティと低栄養状態との関連は強い。これは，加齢に伴う様々な身体機能の低下をもとに，疾病の発症や要介護状態なども含む種々の健康障害に対する脆弱性が高まっている状態であり，後期高齢者の要介護状態に至る原因となる。また，加齢に伴う筋力または筋肉量の減少のことを“サルコペニア”といい，筋肉量の減少に加えて運動機能の低下または筋力の低下が存在しているときにサルコペニアと診断する。

　フレイルティの診断基準には，身体機能の減弱や筋力の低下が組み込まれているように，サルコペニアとフレイルティには密接な関連がある。さらに，低栄養が存在すると，サルコペニアにつながり，これに伴って活動力の低下や筋力の低下，身体機能の低下につながり，これらによって活動度や消費エネルギー量の減少，食欲低下などにつながり，さらに低栄養状態を促進させるといった負のスパイラル（サイクル）の関係が発生する。この負のスパイラルを“フレイルティ・サイクル”という（図11-4）。

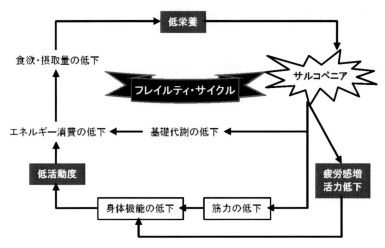

図11-4 フレイルティ・サイクル

先に記したように，低栄養はサルコペニア発生の強力な要因であり，これに筋力や身体機能，活動力も低下し，さらに食欲低下などにつながって低栄養状態を促進する。この負のスパイラルは要介護状態に陥る因子であることから高齢者の低栄養状態を可能な限り発見し，最初することが必要である。表11-9に，主な高齢者における低栄養問題についてまとめた。また，この主な低栄養問題を踏まえた低栄養予防のポイントは，表11-10の通りである。

表11-9　高齢者における主な低栄養問題

① 摂取する食品や献立が単一的になりがちで，どちらかというと食べやすい糖質が中心の食事となり，栄養のアンバランスがおこりやすくなる。

② 味覚の低下がおこるため味付けの濃いものを好むようになり，塩分や砂糖分の摂取量が多くなる。

③ 咀嚼・嚥下が困難になり，堅い物や繊維の多い物を避けるため，肉・海藻・果物・野菜などが不足しがちとなる。

④ 消化酵素の活性が低下し，消化吸収能力が低下する。

⑤ あっさりした淡泊なものを好むため，脂質の量が減ってく

⑥ 運動量の低下に伴って食欲が低下する。

⑦ 上記①〜⑥によって，一般的には，特に良質たんぱく質・脂溶性ビタミン・鉄・カルシウム・必須脂肪酸・食物繊維などが不足しがちとなる。

表11-10　低栄養予防のための食事

1, 主食・主菜を揃えて
　　主食は大切なエネルギー源であると同時にたんぱく源になります
　　主菜となる魚・肉・卵・大豆製品は毎食摂るようにしましょう
2. 食べたい物を食べたいときに！
　　少量づつでも何度にもわけて食べたいとき食べるようにしましょう
3. 栄養補助食品を上手に使って！
　　摂取量が十分でないときは　少量で栄養が確保できる栄養補助食品を利用しましょう
4. 自分の力で食事をとる
　　食事の自立は生きることの自立につながります
5. 食欲を増す工夫をする
　　楽しい雰囲気で食事をするが大切です

なお，高齢者の食生活についての指針として，東京都老人総合研究所から「低栄養予防のための食生活指針」（表11-11）および厚生労働省から「高齢者のための食生活指針」（表11-12）がそれぞれ示されている。

表11-11　低栄養予防のための食生活指針

1. 3食のバランスをよくとり、欠食は絶対さける
   （多様な食品を組み合わせる）
2. 油脂類の摂取が不足しないように注意する
   （1日1品は油を使ったおかずをとる）
3. 動物性たんぱく質を十分に摂取する
   （コレステロール値の気にしすぎは要注意）
4. 肉と魚の摂取は1:1程度の割合にする
   （1日に必ず肉料理と魚料理を）
5. 肉は、さまざまな種類を摂取し、偏らないようにする
   （調理法の工夫を）
6. 牛乳は、毎日200ミリリットル以上飲むようにする
   （体質に合わない人はヨーグルトを）
7. 野菜は、緑黄色野菜、根菜類など豊富な種類を毎日食べる
   （火を通してたくさんとりましょう）
8. 食欲がないときには、特におかずを先に食べ、ごはんを残す
   （おかずには多様な栄養素が含まれます）
9. 食材の調理法や保存法を習熟する
   （食材に関する知識を増やし、調理や保存を工夫しましょう）
10. 酢、香辛料、香り野菜を十分にとり入れる
    （食事は五感で楽しみましょう）
11. 調味料をじょうずに使い、おいしく食べる
    （選ぶ調味料で、同じ食材にも変化がでます）
12. 和風、中華、洋風とさまざまな料理をとり入れる
    （バラエティー豊かに食事を楽しみましょう）
13. 会食の機会を豊富につくる
    （外食や屋外での食事は、気持ちもワクワクします）
14. 噛む力を維持するために、義歯は定期的に点検を受ける
    （噛む力の低下は低栄養を引き起こします）
15. 健康情報を積極的に取り入れる
    （「高齢者のための食生活指針」を実践しましょう）

出典）高槻市 健康福祉部 長寿生きがい課　改変：
　　　東京都老人総合研究所発行「サクセスフルエイジングをめざして」。

表11-12　高齢者のための食生活指針

1. 低栄養に気を付けよう：体重低下は黄信号
2. 調理の工夫で多様な食生活を：何でも食べよう、だが食べ過ぎに気を付けて
3. 副食から食べよう：年をとったらおかずが大切
4. 食生活をリズムに乗せよう：食事はゆっくり欠かさずに
5. よく体を動かそう：空腹感は最高の味付け
6. 食生活の知恵を身につけよう：食生活の知恵は若さと健康づくりの羅針盤
7. おいしく、楽しく、食事をとろう：豊かな心が育む健やかな高齢期

２）個人差への配慮（咀嚼・嚥下）

　高齢者における低栄養の原因として代表的なものを表11-13にまとめているが，同じ高齢者でも生理的な老化の程度や食習慣・嗜好・性格・家庭環境には個人差があり，また，身体機能の変化の種類によって望まれる工夫も異なってくる（図11-5）ことから，ひとり一人について状態をよく把握して個人に合った配慮のある食事にするように心掛けることが必要となる。

表11-12　高齢者栄養障害の原因

① 生理的要因
　唾液分泌の減少，味覚や臭覚の低下，義歯の欠損，消化管蠕動運動の低下，萎縮性胃炎，便秘，乳糖不耐症

② 病的要因
　意欲の低下，抑うつ状態，認知障害，悪性腫瘍，アルコール依存症，腰痛，手術，外傷，脳血管障害等による嚥下障害

③ 社会的要因
　独居，介護する側の問題，経済的問題，食事の嗜好性

④ 医療的要因
　薬物の副作用，過剰な食事制限

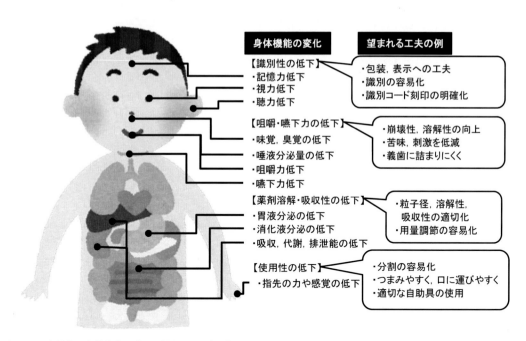

図11-5　高齢者の身体機能の変化と望まれる工夫の例

　すでに図1-6として示した主要死因別死亡率の中で，とくに注意が必要なこととして，○で囲んだ通り，人口の高齢化とともに肺炎による死亡率が増加し，平成23（2011）年に死亡原因としての肺炎が第3位となった。このうち65歳以上の高齢者が9割以上と高いのであるが，これは嚥下反射（飲食物などを口から胃へ送り込む反射と咳反射（飲食物などの異物を気管外に排除するための防御反射）の低下が要因となって生じる不顕性誤嚥（むせることがない）が引き金となって生じる誤嚥性肺炎によるものが増加していると考えられる。

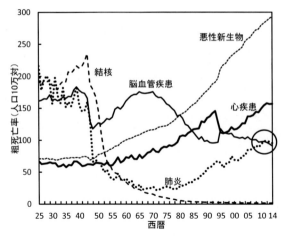

図11-6. 主要死因別粗死亡率の年次推移（1925年～2014年）

(厚生労働省：人口動態統計より)

　摂食・嚥下とは，食物が口に取りこまれ，咀嚼されながら食塊を形成して咽頭に送り込まれる過程と，食塊が咽頭を通過し食道に送り込まれる過程の，大きく分けて一連の二つの流れを指す。とくに食塊が咽頭を通過する後者の過程は，一連の嚥下反射として起こるが，生命の危険につながる誤嚥が起こるときであり，まさに嚥下のポイントというべき大切な段階である。

　誤嚥性肺炎の予防は，早期発見・早期治療はもちろんのこと，口腔ケアや食形態の調節など様々な対応が必要となる。とくに，嚥下食は，摂食・嚥下障害の重症度や，どの過程の障害が主体であるかを考慮しながら作られなければならない。

　嚥下困難を体験する方法として，「舌を出して軽く噛み，その状態で飲み込む動作を行う」というのがある。この時，飲み込みにくいことを体験できると思うが，この状態で摂取する嚥下食は，液体では分散してかえって嚥下に力が必要なだけでなく，気管へ入り込見やすくなることから，嚥下食の基本としては，ある程度とろみをつけてまとまる状態（食塊形成）に調整するなどの配慮が必要がある（表11-13）。また，提供するときにも，温度（冷たいか温かいかはっきりした温度）や味（はっきりしたもの，表面をやや濃いめに味付け），量（ティースプーンに1杯程度）などの配慮も必要である。

表11-13　嚥下食の条件

① 適度な粘度があり，食塊を形成しやすい
② 口腔や咽頭を変形しながらなめらかに通過する
③ べたつかずのど越しがよい
④ 密度が均一である
⑤ 残留したり誤嚥しても，吸引や咳で喀出しやすい

索　引

2

24 時間思い出し法 77

5

5W1H 67

7

7－デヒドロコレステロー
ル 33

A

ADP 12, 44
Af 値 47
ALT 25
AST 25
ATP 12, 44
ATP-CP 系 44

B

BMI 59
Body Mass Index 59

C

cal 44
CCK 17

D

DHA 16

E

EPA 16

F

FMN 26

G

GOT 25
GPT 25

H

HbA1c 72
HDL 18
HOMA-R 値 58

I

IgA 28
IgE 28
IgG 28
IgM 28

L

LDL 18

M

METs 49
MNA 70

N

n-3 系脂肪酸 16
NAD 25
NPRQ 46
NST 65

P

PDCA サイクル 66
PKU 27

Q

QOL 55

R

Rapid Turnover Protein25, 72
RQ 45
RTP 25, 72

S

SGA 70
SOAP 69

T

TCA 回路 11

V

VLDL 18

あ

亜鉛 43
悪玉コレステロール 19
アシルグリセロール 14
アスパラギン酸トランスフ
ェラーゼ 25
アセチル CoA 11
アデノシン 2 リン酸 12
アデノシン 3 リン酸 12
アデノシン三リン酸 44
アデノシン二リン酸 44
アポたんぱく質 17
アポリポたんぱく質 17
アミノ基転移反応 25
アミノ酸インバランス ...30
アミノ酸価 30
アミノ酸酸化酵素 25
アミノ酸スコア 30
アミノ酸評点パターン ...30
アミノ酸プール 24

アミノ酸補足効果 30
アミラーゼ 10
アラニントランスフェラー
　ゼ 25
アルドステロン 41
αヘリックス構造 23
アルブミン 72
暗順応 33

い

イコサノイド 20
イコサペンタエン酸 16
一次構造 23
一価不飽和脂肪酸 14
イムノグロブリン 28
インスリン 10
インスリン抵抗性 58
インスリン非依存型(Ⅱ型)
　糖尿病 95
インピーダンス法 60

う

ウエスト／ヒップ比 61

え

エイコサノイド 20
栄養 2
栄養・食事調査 77
栄養アセスメント 70
栄養カウンセリング 68
栄養ケア 65
栄養ケア・マネジメント 66
栄養ケア計画 67
栄養ケアプラン 67
栄養ケアプログラム 67
栄養サポートチーム 65
栄養所要量 78
栄養スクリーニング 70
栄養素 2, 9

栄養マネジメント 65
液性免疫 28
エクササイズ 50
エッグスコア 30
エネルギー 44
エネルギー源 9
エネルギー制限 94
エルゴカルシフェロール 33
嚥下食 108
嚥下反射 107

お

オリゴペプチド 22
オルニチン回路 26

か

壊血病 37
解糖系 11
カイロミクロン 18
カウプ指数 76
化学的評価方法 29
隠れ肥満 63
過酸化 16
活動強度指数 47
果糖 9
カリウム 41
カルシウム 38
カルシトニン 38
カルシフェロール 33
カロテノイド 32
カロテン 32
カロリー 44
管腔内消化 10
肝臓逸脱酵素 25

き

基礎代謝 45
基礎代謝基準値 87
胸管 17

巨赤芽球性貧血 36
キロミクロン 17, 18

く

空腹時血糖値 72
クエン酸回路 11
グリコアルブミン 72
グリコーゲン 9
グリコヘモグロビンA1c 72
グリセリド 14
クリプトキサンチン 32
グルカゴン 11
グルコース 9
グルコース・アラニン回路 13
グルタミン酸・オキサロ酢
　酸トランスアミナーゼ 25
グルタミン酸・ピルビン酸
　トランスアミナーゼ ...25
グルタミン酸脱水素酵素 25
くる病 34
クレアチンリン酸 44
クレブス回路 11

け

経管栄養法 91
経口補水液 54
経静脈栄養法 91
経腸栄養法 91
血液学的検査 73
血液生化学検査 74
血清総たんぱく質 72
血糖 10
血糖値 10
ケト原性アミノ酸 26
ケトン体産生アミノ酸 ...26
健康 1
健康寿命 7
健康障害非発現量 83
健康増進法 79

こ

高アンモニア血症 26
高エネルギーリン酸化合物 12, 44
後期高齢者 103
膠質浸透圧 28
恒常性 1
抗体 28
高張性脱水症 53
行動時間調査法 47
行動体力 1
行動変容 65
高度不飽和脂肪酸 14
高比重リポたんぱく質 ...18
抗利尿ホルモン 52
高齢化 6
高齢者のための食生活指針 105
誤嚥 108
誤嚥性肺炎 107
呼吸商 45
五大栄養素 3
骨吸収 39
骨粗鬆症 40
コリ回路 11
コレカルシフェロール ...33
コレシストキニン 17

さ

在宅医療・介護 90
最低健康障害発現量 83
細胞質 11
細胞性免疫 28
刷子縁 10
サルコペニア 104
サルコペニア肥満 63
酸化水 52
酸化的脱アミノ反応 25
三次構造 23
参照体位 80
三大栄養素 3, 9

し

塩欠乏性脱水症 53
自覚兆候 73
指示エネルギー量 96
脂質異常症 16
シス型 16
疾病構造 6
ジペプチド 22
脂肪酸 14
主要ミネラル 37
脂溶性ビタミン 31
小ペプチド 22
上腕筋囲 76
上腕筋面積 76
上腕三頭筋皮下脂肪 76
上腕周囲径 76
食事 4
食事記録法 77
食事摂取基準 32, 78
食事調査 77
食事バランスガイド 78
食事誘発性体熱産生 45
食品 4
食品交換表 96
食品の機能 5
食物摂取頻度調査法 77
食物繊維 9
ショ糖 9
神経管閉鎖障害 36
神経性過食症 100
神経性食欲不振症 100
新生児メレナ 34
身体活動レベル 80, 88
身体計測 75
人乳価 30

す

随時血糖値 72
推奨量 82

XI. ライフステージ別の食生活

推定エネルギー必要量 ...87
推定平均必要量 82
水分平衡 52
水溶性ビタミン 31
スキャモンの発育曲線 .100
スクラーゼ 10
スクロース 9
鈴木梅太郎 35
ステロイドホルモン 17

せ

生活習慣病 6
制限アミノ酸 29
静的アセスメント 72
生物学的評価方法 29
咳反射 107
セクレチン 17
赤血球 42
赤血球数 73
摂食障害 100
セットポイント説 62
前期高齢者 103
善玉コレステロール 19
先天性代謝異常症 27

た

第一制限アミノ酸 29
体格指標 76
体脂肪率 60
代謝回転 24
代謝系列 15
代謝水 52
体重減少率 76
大食細胞 28
タイムスタディー法 47
耐用上限量 83
体力 1
高木兼寛 35
他覚兆候 73

多価不飽和脂肪酸 14
ダグラスバッグ法 45
脱水 53
多糖類 9
卵価 30
短鎖脂肪酸 14
胆汁 17
胆汁酸塩 17
炭水化物 9
単糖類 9
たんぱく質 22
たんぱく質換算係数 22
たんぱく質効率 29

ち

地域包括ケアシステム ...65
窒素出納 29
中鎖脂肪酸 14
中心静脈栄養法 91
中性脂肪 14
長鎖脂肪酸 14
超低比重リポたんぱく質18
治療食 89

て

低栄養予防のための食生活
　指針 105
低張性脱水症 53
低比重リポたんぱく質 ...18
てつ 42
鉄欠乏性貧血 43
デヒドロコレステロール33
電解質コルチコイド 41
電子伝達系 12
デンプン 9

と

とうかヘモグロビンA1c72
糖原性アミノ酸 26

糖質 9
糖新生 11
動的アセスメント 72
動的平衡論 24
等電点 28
糖尿病 94
糖尿病性腎症 95
糖尿病性網膜症 95
動物性たんぱく質比 ...30
動脈硬化 16
特異動的作用 45
特定保健用食品 6
ドコサヘキサエン酸 16
トコフェロール 34
トランスアミナーゼ 25
トランス型 16
トランスフェラーゼ 25
トランスフェリン 72
トリアシルグリセロール14
トリグリセリド 14
トリペプチド 22
鳥目 33
トロンボキサン 20
貪食能 28

な

ナイアシン 36
内臓脂肪型肥満 61
ナトリウム 41

に

二元論 24
ニコチンアミドアデニンジ
　ヌクレオチド 25
ニコチン酸 36
二次構造 23
二重標識水法 45
二糖類 9
日本人の食事摂取基準 ...78

乳酸 11
乳酸回路 11
乳糖 9
乳糖不耐症 10
尿検査 74
尿素サイクル 26
妊産婦のための食生活指針98

ね

熱中症 53
熱量素 9
年齢階級 80

は

廃用性萎縮 64
麦芽糖 9
バソプレッシン 52
パラソルモン 39
半減期 72

ひ

ビタミンA 32
ビタミンB1 ....34, 41
ビタミンB12 36
ビタミンB2 35
ビタミンC 36
ビタミンD 33
ビタミンE 34
ビタミンK 34
非たんぱく質呼吸商 46
必須アミノ酸 22
必須脂肪酸 16
必要量 82
非乳酸性機構 44
非ヘム鉄 42
ピリドキサールリン酸 ...25
微量ミネラル 37
ピルビン酸 11

ふ

フェニルケトン尿症.......27
フェリチン 42
不確実性因子..............84
不可避尿量 39, 52
付加量 98
不感蒸泄 52
不顕性誤嚥 107
浮腫 28
不定愁訴...................101
ブドウ糖 9
不飽和脂肪酸..............14
不飽和二重結合 14
フラビンモノヌクレオチド26
フルクトース 9
フルクトサミン 72
プレアルブミン 72
フレイルティ 103
フレイルティ・サイクル104
プロスタグランジン 20
プロトロンビン.............34
プロビタミン A 32
プロビタミン D 33

へ

β－カロテン 32
β酸化 19
βシート構造 23
ペプシノーゲン 23
ペプシン.....................23
ペプチド結合...............22
ペプトン.....................22
ヘマトクリット値 73
ヘム鉄 42
ヘモグロビン 42
ペントースリン酸回路 ...12

ほ

防衛体力.......................1

飽和脂肪酸 14
補酵素型ナイアシン 25
補酵素型ビタミン B2.....26
保全素 3, 31
ホメオスタシス 1
ポリペプチド.................22
ホルモン感受性リパーゼ19

ま

膜消化 10
マクロファージ 28
マクロミネラル 37
末梢静脈栄養法 91
マネジメント 65
マルターゼ 10
マルトース 9

み

ミオグロビン 42
ミクロミネラル 37
水欠乏性脱水症 53
ミトコンドリア 12
ミネラルコルチコイド ...41

む

無酸素的エネルギー産生系44

め

明順応 33
メタボリックシンドローム61
メッツ 49
目安量 82
免疫グロブリン 28

も

目標量 84
門脈...........................10

や

約束食事箋 90
夜盲症 33

よ

葉酸 36
予防医学.......................55
四次構造 23

ら

ラクターゼ 10
ラクトース 9
ラポールの形成 68

り

リパーゼ.......................16
リバウンド現象 63
リポタンパク質 17
リポたんぱく質 17
料理 4
臨床検査.......................73
臨床審査 73
リンパ管 17

れ

レチナール 32
レチノイン酸.................32
レチノール 32
レチノール結合たんぱく質72
レニン・アンジオテンシ
　ン・アルドステロン系41

ろ

ロイコトリエン 20
ローレル指数.................76
ロドプシン 32, 33

著者略歴

山内　有信 （やまうち ありのぶ）
博士(農学),修士(栄養学),管理栄養士

【学歴等】
1993年　徳島大学医学部栄養学科卒業
1995年　徳島大学大学院栄養学研究科博士前期課程修了
2014年　愛媛大学連合大学院農学研究科(論文博士)

【職歴(専任)等】
1995年4月〜　　学校法人鈴峯学園　鈴峯女子短期大学食物栄養科　講師　着任
　　　　　　　　学校法人修道学園(旧　学校法人鈴峯学園)
　　　　　　　　鈴峯女子短期大学食物栄養学科／専攻科栄養専攻　准教授　を経て
2017年4月〜　　学校法人修道学園　広島修道大学健康科学部健康栄養学科　教授　着任

栄養・食生活と健康

2017 年 4 月 1 日　　初版発行
2023 年 9 月 15 日　　第9刷発行

編　著　山内　有信

定価（本体価格1,800円＋税）

発行所　　株 式 会 社　三 恵 社
〒462-0056　愛知県名古屋市北区中丸町2-24-1
TEL 052(915)5211
FAX 052(915)5019
URL http://www.sankeisha.com